EKG-Training mit QR+

EKG-Training mit QR+
David Hörburger

Programmbereich Medizin

David Hörburger

EKG-Training mit QR+

70 wichtige EKGs mit klinischem Hintergrund

hogrefe

KD Dr. med. David Hörburger
HOCH Health Ostschweiz
Kantonsspital St. Gallen
Universitäres Lehr- und Forschungsspital
Klinik für Allgemeine Innere Medizin/
Hausarztmedizin und Notfallmedizin
Rorschacher Strasse 95
9007 St. Gallen
E-Mail: david.hoerburger@h-och.ch

Bibliografische Information der Deutschen Nationalbibliothek
Die Deutsche Nationalbibliothek verzeichnet diese Publikation in der Deutschen Nationalbibliografie; detaillierte bibliografische Daten sind im Internet über https://www.dnb.de abrufbar.

Anregungen und Zuschriften bitte an den Hersteller:
Hogrefe AG
Lektorat Medizin
Länggass-Strasse 76
3012 Bern
Schweiz
Tel. +41 31 300 45 00
info@hogrefe.ch
www.hogrefe.ch

Lektorat: Susanne Ristea
Herstellung: Daniel Berger
Umschlag: Hogrefe intern
Satz: Hogrefe intern/Claudia Wild, Konstanz
Druck und buchbinderische Verarbeitung: Finidr s.r.o., Český Těšín
Printed in Czech Republic
Auf säurefreiem Papier gedruckt

1. Auflage 2026

(E-Book-ISBN_PDF 978-3-456-96303-7)
ISBN 978-3-456-86303-0
https://doi.org/10.1024/86303-000

Vorwort und Dank

Die EKG-Interpretation gehört zu den alltäglichen Aufgaben eines Assistenzarztes. Das Elektrokardiogramm (EKG) ist eine der ältesten und bewährtesten technischen Diagnostikmethoden. Mittels korrekter Durchführung und Interpretation von EKGs können Herzerkrankungen und potentiell lebensbedrohliche Herzrhythmusstörungen schnell diagnostiziert werden. Nicht zuletzt deswegen ist die korrekte EKG-Durchführung und -Interpretation als „Entrusted Professional Activity“ im Schweizer Lehrzielkatalog „PROFILES“ enthalten.

Warum sollte man in Zeiten rasanter Entwicklungen von künstlicher Intelligenz weiterhin EKG-Interpretation erlernen? Die neuen technologischen Möglichkeiten von künstlicher Intelligenz (KI) entwickeln sich rasant. Im medizinischen Alltag wird diese Technologie in den kommenden Jahren immer mehr Einzug halten. Aber auch wenn die EKG-Analyse durch künstliche Intelligenz immer mehr Fortschritte erzielt, bleibt ein von einer KI analysiertes EKG – genau wie ein menschlich interpretiertes EKG – eines: ein Baustein im diagnostischen Prozess des jeweiligen Falles. Entsprechend sind Kenntnisse von klinischer Präsentation, typischer Anamnese und Details des jeweiligen Falles für die Einordnung eines EKG-Befundes entscheidend. Und hier setzt dieses Lehrbuch an. Indem es typische klinische Fälle mit EKGs und Vitalparametern kombiniert, vermittelt es sowohl Interpretationsfähigkeiten als auch die Fähigkeit zur klinischen Einordnung.

Auch wenn die Technologien und Algorithmen immer besser werden – Stichwort Detektion seltener oder subklinischer EKG-Muster – verbleibt die letzte Entscheidung über eine Therapie oder Intervention in menschlicher Hand. Gerade bei akuten und lebensbedrohlichen Erkrankungen kann eine Halluzination oder Fehlinterpretation der KI fatale Folgen haben. Deshalb ist es umso wichtiger, EKGs auch selbst sicher interpretieren zu können. Wer EKGs korrekt interpretieren kann, kann sicher klinische Entscheidungen treffen und im jeweiligen Fallkontext handeln.

Dieser Atlas soll Ihnen bei der Anwendung der theoretisch erlernten Prinzipien der EKG-Interpretation helfen. Es wurde bewusst ein fallbasierter Ansatz gewählt, um den klinischen Alltag so gut wie möglich zu beschreiben und eine Verknüpfung von EKG-Befunden mit Anamnese und Klinik zu ermöglichen.

Der Atlas ist kein eigenständiges Lehrmittel zum Erlernen der theoretischen Grundlagen des EKG, hierfür verweise ich auf aktuelle Lehrbücher sowie auf digitale Lehrmodule und Webseiten.

Der Atlas soll vielmehr durch sein Format (A4, Querformat, eine Doppelseite = ein Fall), durch seine EKGs (25 mm/s, geeicht auf 5 mm Papier) und durch begleitende, typische Fallvignetten die Brücke zwischen theoretischer Ausbildung und klinischer Praxis schlagen.

Die hier abgebildeten EKGs stammen alle aus dem digitalen Papierkorb der EKG-Datenbank des Kantonsspitals St. Gallen. Aus Datenschutz- bzw. didaktischen Gründen sind die präsentierten Fallvignetten jedoch vom echten Fall abweichend bzw. konstruiert. Die genannten Namen und Geschlechter sind zufällig erzeugt und stehen nicht mit den echten Patienten in Verbindung.

Dieser Atlas wäre nicht ohne die Mitarbeit geschätzter Kollegen möglich gewesen: Mein Dank gilt insbesondere Franziska Jäger-Rhomberg und Prof. Peter Ammann, die das Projekt mit ihren kardiologischen Fachinputs unterstützt haben. Weiterer Dank gilt Prof. Michael Brändle und Prof. Hans Rickli für die logistische Unterstützung und Korrekturinputs.

Die erste Version dieses Lehrmittels, entstand im Rahmen meines Masterstudiums für medizinische Lehre an der Universität Bern. Mein Dank gilt meinen Kollegen vom MME Zyklus 14 für viele Inputs und Kai Schnabel vom Institut für medizinische Lehre für die Begleitung des Projekts.

Dem Hogrefe Verlag danke ich für die Chance dieses Lehrmittel weiterzuentwickeln und möglichst vielen EKG-Interessierten zugänglich zu machen.

Und schlussendlich danke ich vor allem meiner Partnerin, Julia Haslinger, für viele Inputs, moralische Unterstützung und für viele kleine Korrekturen.

Ich wünsche Ihnen viel Erfolg beim Training mit diesem Atlas und hoffe, dass er Ihnen bei der Vertiefung Ihrer EKG Kenntnisse hilfreich zur Seite steht.

St. Gallen, Dezember 2025

David Hörburger

Anleitung

Diese Anleitung soll Ihnen die Benutzung des EKG-Atlas im Detail erläutern.

Sie finden auf Seite 17 ein Verzeichnis der einzelnen Fälle mit der passenden Seitenangabe, jedoch ohne Hinweise auf den Inhalt des Falles oder auf das zu interpretierende EKG. Das Verzeichnis dient vor allem dem Auffinden des jeweiligen Falles. Eine Auflistung aller Fälle nach Diagnose und nach Themengebieten gruppiert findet sich am Ende des Atlas.
Eine Doppelseite entspricht einem Fallbeispiel (siehe Abbildung unten).

Links sehen Sie das massstabsgetreu abgedruckte EKG mit Eichzacke. Eine Vermessung mit EKG-Lineal ist möglich.

Rechts finden Sie mehrere Informationsfelder: Unter der Fallnummer findet sich eine Einleitung mit klinischen Informationen und Hintergründen zu diesem Fall. Darunter sind die Vitalparameter zum Zeitpunkt der EKG-Ableitung abgebildet. Die abgedruckte Herzfrequenz kann leicht vom abgedruckten EKG abweichen. Die drei Felder „Erster Eindruck", „Interpretation" und „Unsicherheiten" dienen der Verschriftlichung Ihrer EKG-Interpretation.

Sollten Sie den Atlas mehrfach durcharbeiten wollen oder ist der Atlas im Rahmen einer Lehrveranstaltung für mehrmaligen Gebrauch gedacht, empfiehlt es sich, Ihre Interpretation auf einem separaten Blatt oder digital zu notieren.

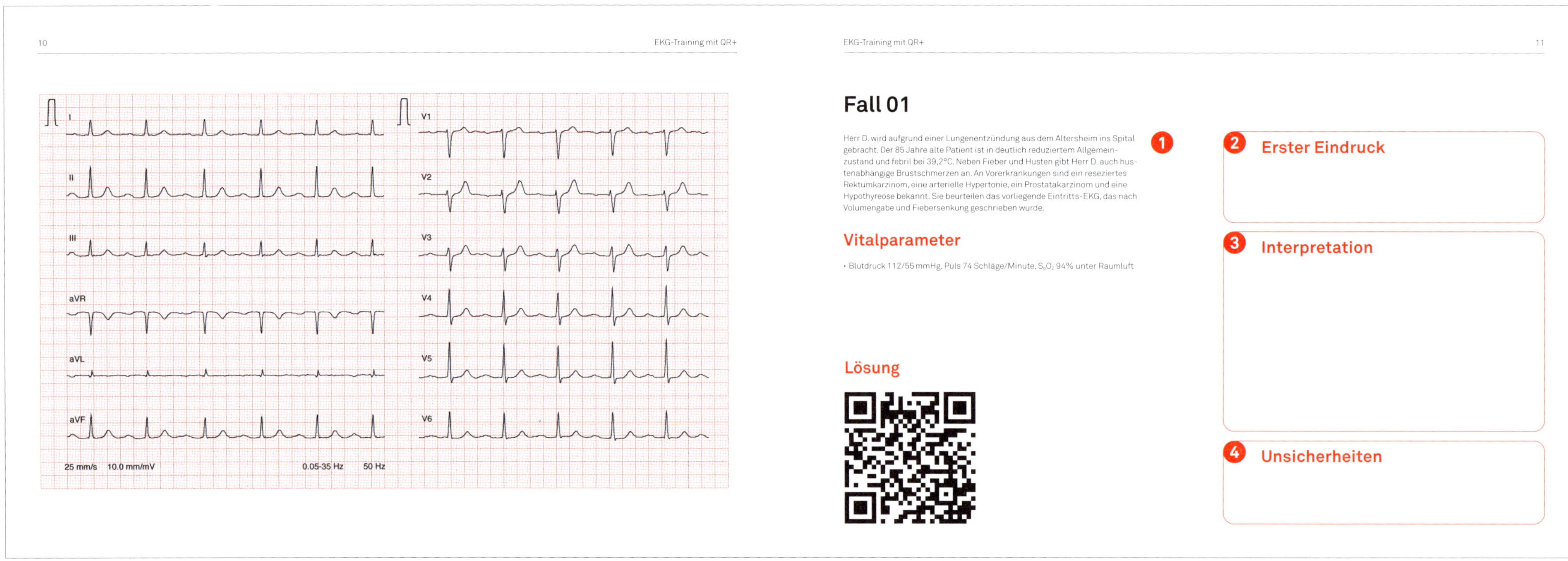

Die Numerierung der Felder entspricht dem empfohlenen Arbeitsgang:

Schritt 1: Lesen Sie die **Fallbeschreibung**.

Schritt 2: Werfen Sie einen ersten Blick auf die linke Seite mit dem **EKG** und notieren Sie kurz (ein bis zwei Stichwörter) Ihren **ersten Eindruck** im korrespondierenden Feld.

Schritt 3: Führen Sie die **Interpretation des EKGs** durch und **dokumentieren Sie dies** im passenden Feld. Beschreiben Sie Rhythmus, Lagetyp, Frequenz, weitere Auffälligkeiten (z. B. Blockbilder, ST-Streckendeviationen) und messen Sie die PQ-Zeit, die QT-Dauer, die Dauer der P-Welle und des QRS-Komplexes.

Schritt 4: Sollten Sie im Lauf der Interpretation auf Unklarheiten oder Unsicherheiten stossen, können Sie diese für die spätere EKG-Besprechung im Feld **„Unsicherheiten"** dokumentieren.

Schritt 5: Die **korrekte Interpretation (Lösung), Diagnose und Fallkommentar** finden Sie bei den elektronischen Zusatzmaterialien zu diesem Buch. Nutzen Sie dazu bitte den angegebenen Link und melden Sie sich nach den dort beschriebenen Schritten an.

Sie können auf die Materialien über „Mein Konto" zugreifen, indem Sie unter „Meine Zusatzmaterialien" den Code eingeben. Sie werden dann automatisch in den Downloadbereich weitergeleitet. Wir empfehlen Ihnen, sich die Materialien auf Ihrem Rechner zu speichern, um sie jederzeit nutzen zu können.

Link: hgf.io/download
Code: **B-IDVKML**

Schritt 6: Dieser EKG-Trainer bietet ein weiteres **QR+**:

Um die geeignete Behandlung zu planen, müssen Sie den klinischen Kontext kennen und berücksichtigen und die Auswirkungen der Therapie beobachten. Die Interpretation des EKG muss immer im Zusammenhang mit den klinischen Symptomen und dem klinischen Kontext des Patienten erfolgen, um eine erfolgreiche Behandlung durchzuführen.

Für jeden Fall finden Sie daher zusätzlich ein **Video** mit einer **ausführlichen Fallinterpretation** und zusätzlichen **Tipps** und Hinweisen auf mögliche **Fallstricke**!

Mit den Hinweisen unter **„Cliniconnect"** denken Sie noch einen Schritt weiter und erhalten Themenhinweise, welche Sie in Kombination mit diesem Fall nochmals wiederholen bzw. vertieft im EKG-Lehrmittel Ihrer Wahl studieren können.

Der Atlas kann für unterschiedliche Lehrformate verwendet werden: Im Rahmen von angeleiteten Lehrveranstaltungen oder Gruppenlernen können Sie nun Ihre Interpretationen vergleichen und gemeinsam diskutieren. Im Selbststudium zeigt Ihnen das Lösungsfeld die korrekte Interpretation zur Selbstkontrolle.

Nutzen Sie Ihre Notizen, um die Fälle sofort oder zeitlich versetzt mit Ihren Kollegen oder Lehrenden zu diskutieren.

1 EKG-Theorieteil

Es lässt sich nur grob schätzen, wie viele EKGs heute pro Tag weltweit geschrieben werden, aber es werden aufgrund der Einfachheit der Untersuchungsmethode und deren routinemäßigen Einsatzes wohl mehrere Millionen sein.

Dieses Kapitel soll dem interessierten Leser als Rekapitulation der wichtigsten Fakten und als Referenzabschnitt für EKG-Normwerte dienen. Da dieses Lehrbuch primär zur Festigung von EKG-Grundkenntnissen und zur Integration von Klinik und EKG gedacht ist, sind die Ausführungen zu Physiologie, Aktionspotentialentstehung, Myokardphysiologie und vor allem -pathologie hier bewusst kurzgehalten. Die digitalen Inhalte konzentrieren sich auf die Pathologie im jeweiligen Fallkontext.

1.1 Physiologie

Für die elektrische und mechanische Funktion des menschlichen Herzens benötigt es im Grunde drei physiologische Prinzipien:

- Die elektrische Polarisation von Körperzellen an der Zellmembran,
- die spontane Erzeugung und schnelle Weiterleitung einer elektrischen Erregung zwischen den Zellen
- und die Auslösung einer zellulären Muskelkontraktion durch eine elektrische Erregung.

Mittels spezialisierter Ionenpumpen können Zellen elektrisch geladene Atome – Ionen – in die Zelle hinein oder aus der Zelle hinaus transportieren. Bedingt durch die Art der Ionen wird das Zellinnere negativ und das Zelläußere positiv geladen. Die trennende Zellmembran und Ionenpumpen verhindern den Spannungsausgleich durch spontane Wanderung der geladenen Ionen. Die Zelle ist im Bereich der Zellmembran elektrisch polarisiert und hält diese Polarisierung durch permanenten Transport von Ionen aufrecht. Man spricht von einem Ruhepotenzial an der Zellmembran.

Nur durch gezielte Öffnung von steuerbaren, ebenfalls in der Zellmembran lokalisierten Ionenkanälen, kann eine Ionenwanderung durch die Zellmembran von außen nach innen bzw. umgekehrt erfolgen. Es kommt dadurch zu einer Umkehr der Ladung über der Zellmembran. Die Innenseite wird positiv und die Außenseite negativ und man spricht von der Depolarisation der Zellmembran (Abbildung 1-1).

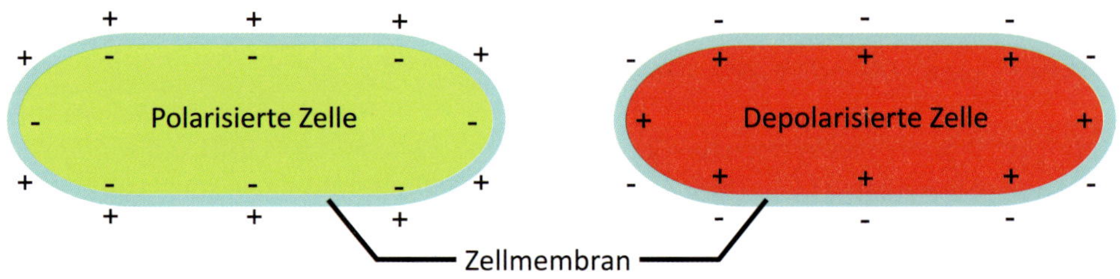

Abbildung 1-1: Ladungszustand einer Zelle im Bereich der Zellwand im polarisierten (links) und im depolarisierten (rechts) Zustand.

Sind mehrere Zellen miteinander verbunden, kann diese Depolarisation auch von Zelle zu Zelle weitergeleitet werden. So wird die Weiterleitung eines elektrischen Signals über Zellverbände und weite Distanzen ermöglicht. Nach erfolgter Depolarisation werden Ionen wieder aktiv aus der Zelle hinausgepumpt oder von extrazellulär in die Zelle geschleust. Damit wird der Ursprungszustand – Innenseite negative Ladung, Außenseite positive Ladung – wiederhergestellt. Dies wird als Repolarisation bezeichnet. Die Zelle bleibt nun so lange polarisiert, bis sie durch eine erneute Erregung, von einer benachbarten Zelle beispielsweise, wieder depolarisiert wird.

Die Zellen des Reizleitungssystems des Herzens sind ebenfalls an der Zellmembran polarisiert. Allerdings zeichnen sich diese Zellen durch eine zusätzliche Besonderheit aus: Sie können sich von selbst rhythmisch depolarisieren und brauchen kein externes Signal als Auslöser. Nach der Depolarisation erfolgt wie üblich die Phase der Repolarisation, aber schon kurz nach deren Beendigung beginnt wieder die spontane Depolarisation durch spezialisierte Ionenkanäle. Dies erlaubt eine langsame Wanderung der Ionen über die Zellmembran und damit ein langsames Abnehmen der negativen Ladung an der Innenseite der Zellmembran. Man spricht von einer Spontandepolarisation bzw. von Schrittmachereigenaktivität.

Im Bereich des Sinusknotens sind eine große Anzahl dieser Schrittmacherzellen lokalisiert. Erreicht die langsame Depolarisation einen Schwellenwert, werden zusätzliche Ionenkanäle in den Zellmembranen der Schrittmacherzellen geöffnet, wodurch die Depolarisation deutlich rascher erfolgt. Die umliegenden Zellen werden in Folge ebenfalls depolarisiert. Es breitet sich eine elektrische Erregung in Form einer Depolarisationswelle über das Reizleitungssystem aus. Damit erzeugen die Zellen des Sinusknotens eine immer wiederkehrende, spontane Depolarisation.

Die Zellen des Reizleitungssystems bilden ein dichtes Netzwerk leitender Fasern, welche zuerst in großen Bündeln gruppiert sind, und sich im Verlauf bzw. in der Peripherie des Myokards in immer feinere Äste aufteilen. Die Endäste des Reizleitungssystems durchdringen das Arbeitsmyokard, den eigentlichen Herzmuskel, und sorgen für eine schnelle und koordinierte Erregungsübertragung auf das Arbeitsmyokard. Im Arbeitsmyokard selbst führt eine Depolarisation der Herzmuskelzelle zur Kontraktion. Aus einem elektrischen Signal wird so eine Muskelkontraktion, wodurch der Herzmuskel als ganzes Pumpleistung erbringt.

Myokardzellen sind nach der Kontraktion für einen kurzen Zeitraum elektrisch „refraktär", kaum oder gar nicht elektrisch erregbar. Eine allfällig ankommende Erregung trifft in diesem Zustand auf refraktäres Myokard, kann nicht weitergeleitet werden und führt somit auch nicht zu einer Muskelkontraktion (Abbildung 1-2). Nach dem Ende der Refraktärzeit und der Repolarisationsphase ist das Arbeitsmyokard wieder einsatzbereit und wartet auf die nächste Erregung aus dem Reizleitungssystem

Zusammenfassend wird ein spontan erzeugtes elektrisches Signal über das Reizleitungssystem koordiniert im Herzmuskel verteilt. Damit wird eine koordinierte Muskelkontraktion ausgelöst, womit Blut durch das Herz in den Kreislauf gepumpt wird (Abbildung 1-3).

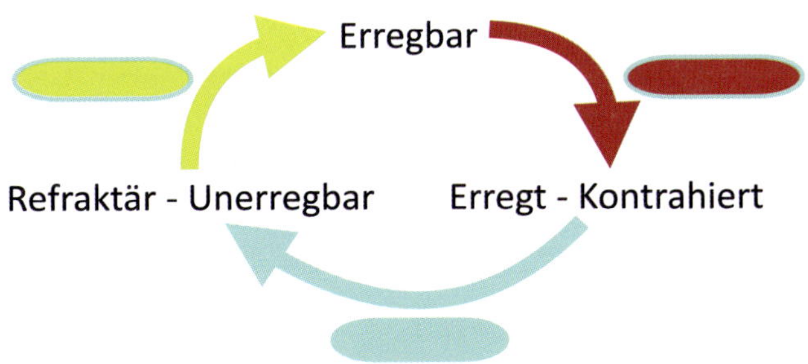

Abbildung 1-2: Mögliche Aktivitätszustände der Herzmuskelzellen.

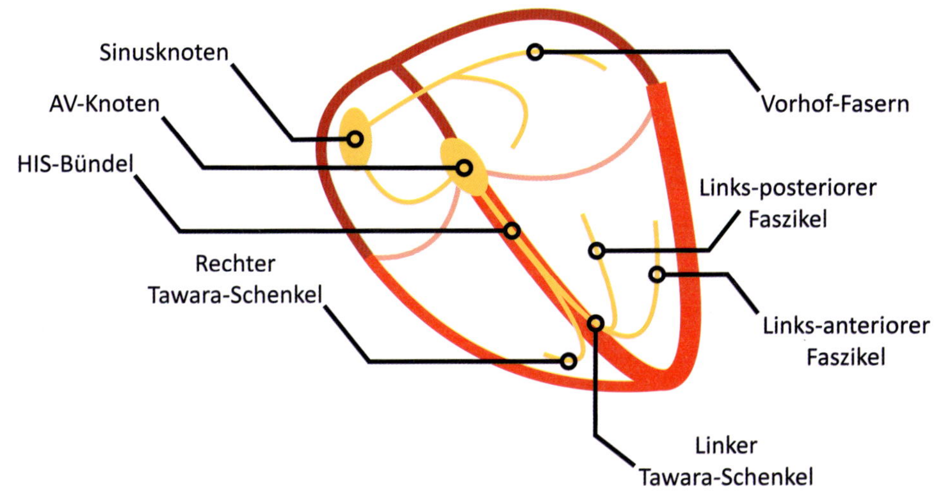

Abbildung 1-3: Schematische Darstellung des Reizleitungssystems des menschlichen Herzens.

1.2 Vektorentstehung

Die beschriebenen elektrischen Vorgänge am Herzmuskel führen zu messbaren Veränderungen auf der Körperoberfläche. Mittels Elektroden kann die elektrische Erregungswelle, erzeugt durch die Depolarisation der Herzmuskelzellen, aufgezeichnet werden. Während ein Teil des Herzmuskels bereits depolarisiert ist (Außenseite aller Zellen in diesem Teil negativ geladen), sind andere Bereiche noch im Ruhezustand (Außenseite aller Zellen positiv geladen). Zwischen diesen Arealen besteht somit ein Spannungsunterschied, welcher mittels EKG gemessen werden kann. Da sich die elektrische Erregung über das Myokard ausbreitet, kommt es über die Zeit zur Wanderung und Vergrößerung der depolarisierten Bereiche. Die Erregung folgt dabei anatomischen Strukturen. Somit können einzelne Abschnitte der Erregungskurve diesen Strukturen zugeteilt werden. Dies wird später genauer erläutert.

Im Grunde genommen könnte man auch bei einer einzelnen Herzmuskelzelle die Depolarisation über die Zelle messen, hätte man sehr kleine EKG-Elektroden.

Nehmen wir an, wir hätten diese:

- Wir koppeln Elektrode 1 an das linke Ende der Zelle und Elektrode 2 an das rechte Ende. Die Zelle ist im Ruhezustand und damit von außen nach innen polarisiert. Es sind keine Ionen in Bewegung, wodurch auch keine Änderung der Spannung zwischen intra- und extrazellulär oder dem rechten und dem linken Ende der Zelle vorliegt. Auf dem EKG-Monitor ist kein Ausschlag sichtbar, was einer isoelektrischen Nulllinie entspricht. Ohne Ionenwanderung über die Zellmembran kommt es zu keiner Änderung der Spannung und keinem EKG-Ausschlag.
- Reizen wir unseren Myozyten nun am linken Ende so weit, daß sich die Zelle von links nach rechts zu depolarisieren beginnt, sehen wir diese Depolarisation im EKG. Ionen wandern über die Zellmembran und das linke Ende der Zelle depolarisiert sich zuerst, das rechte Ende ist noch polarisiert, es besteht also über die gesamte Zelle ein Spannungsunterschied.
- Im Zell-EKG zeigt sich dies in der rechten Elektrode als positiver, nach oben gerichtetem Ausschlag. Die Depolarisation bzw. elektrische Erregung bewegt sich in Richtung der rechten Elektrode. Beobachtet man zeitgleich die linke Elektrode, zeigt sich dort ein negativer Ausschlag. Die Depolarisation läuft von der linken Elektrode weg (Abbildung 1-4). Nachdem die Zelle komplett depolarisiert ist, endet auch der Ausschlag am EKG-Gerät, da kein Spannungsunterschied mehr besteht.

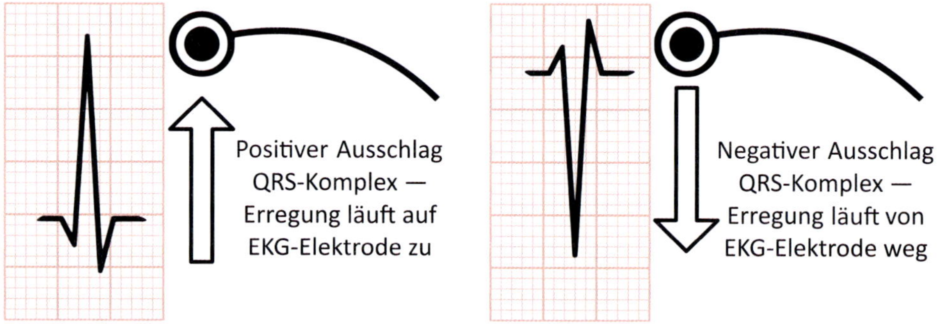

Abbildung 1-4: Die Richtung der QRS-Zacke wird durch die Richtung der Erregungsausbreitung in Relation zur EKG-Elektrode bestimmt. Wandert die Erregungswelle auf die Elektrode zu, kommt es zu einem positiven QRS-Komplex. Wandert sie von der Elektrode weg, kommt es zu einem negativen QRS-Komplex.

- Die Richtung der durch das Myokard fließenden Erregungswelle wird als (elektrischer) Vektor bezeichnet. Der EKG-Vektor entspricht der Erregungswelle von Milliarden depolarisierender Zellen, die durch das Reizleitungssystem geleitet wird und das Arbeitsmyokard zur Kontraktion erregt.
- Mittels der in der Klinik gebräuchlichen – und real existierenden - EKG-Elektroden zeichnen wir parallel die elektrischen Vorgänge an den Myozyten des Herzens und die Richtung der Erregungswelle durch den Herzmuskel auf.

1.3 Elektrodenposition, Ableitungen, Erweiterte Ableitungen

Standardmäßig wird ein 12-Kanal-EKG abgeleitet. Es zeichnet die elektrische Aktivität des Herzens parallel in 12 Ableitungen auf. Jede Ableitung entspricht einem anderen Blickwinkel auf denselben Verlauf der Erregung des Herzmuskels. Die einzelnen Ableitungen lassen sich auch anatomischen Myokardbereichen zuordnen.

Im 12-Kanal-EKG werden die Ableitungen nach *Einthoven* (I, II, III), *Goldberger* (aVL, aVR, aVF) und nach *Wilson* (V1-V6) abgeleitet. Dazu werden zehn Elektroden (neun Messelektroden und eine Erdungselektrode) an definierten Punkten auf der Körperoberfläche angebracht.

Bei den Ableitungen werden *zwei Typen* unterschieden: die bipolaren und die unipolaren Ableitungen.

- Bei *bipolaren Ableitungen* wird die Spannung nur zwischen jeweils zwei Elektroden gemessen, dies entspricht den Ableitungen I, II und III.
- Bei den *unipolaren Ableitungen* werden mehrere Elektroden zu einer Sammelelektrode zusammengeschaltet und die Spannung zwischen einer einzelnen Elektrode und der Sammelelektrode gemessen. Dies trifft auf die Ableitungen aVL, aVR und aVF sowie die Brustwandableitungen V1-V6 zu.

Die Elektrodenkabel sind farbkodiert, um eine korrekte Positionierung der Elektroden zu ermöglichen. Die vier Kabel der Extremitätenableitungen erlauben die Ableitungen nach Einthoven und Goldberger. Rot: rechter Arm; Gelb: linker Arm; Grün: linkes Bein; Schwarz: rechtes Bein.

Die sechs Kabel der Brustwandableitungen sind ebenfalls farbkodiert (Rot: V1, Gelb: V2, Grün: V3, Braun: V4, Schwarz: V5, Violett: V6). Abbildung 1-5 zeigt die korrekte Elektrodenposition. Tabelle 1-1 und Tabelle 1-2 zeigen eine Auflistung der korrekten Elektrodenpositionen für ein Standard 12-Kanal-EKG und für erweiterte Ableitungen.

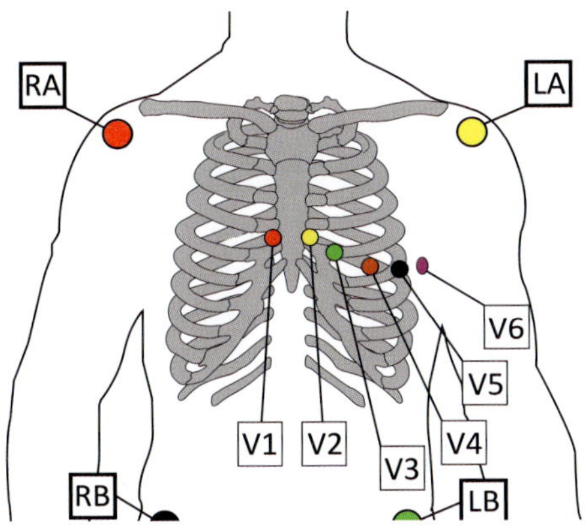

Abbildung 1-5: Elektrodenposition für ein Standard 12-Kanal-EKG.

Tabelle 1-1: Elektrodenposition für ein Standard 12-Kanal-EKG.

Elektrode	**Position**
Extremitätenelektrode RA (rot)	rechter Arm
Extremitätenelektrode LA (gelb)	linker Arm
Extremitätenelektrode LB (grün)	linkes Bein
Extremitätenelektrode RB (schwarz)	rechtes Bein
Brustwandelektrode V1 (rot)	4. Interkostalraum parasternal rechts
Brustwandelektrode V2 (gelb)	4. Interkostalraum parasternal links
Brustwandelektrode V3 (grün)	Mitte der Verbindungslinie von Elektrode V2 und V4
Brustwandelektrode V4 (braun)	5. Interkostalraum Medioclavicularlinie links
Brustwandelektrode V5 (schwarz)	vordere Axillarlinie links in Höhe Elektrode V4
Brustwandelektrode V6 (violett)	mittlere Axillarlinie links in Höhe Elektrode V4

Tabelle 1-2: Elektrodenposition für erweiterte Ableitungen

Elektrodenposition	
Elektrodenposition für erweiterte Ableitungen	
V7	hintere Axillarlinie links in Höhe Elektrode V4
V8	Skapularlinie links in Höhe Elektrode V4
V9	Paravertebral links in Höhe Elektrode V4
Erweiterte Rechtsherzableitungen	
Brustwandelektrode V1 & V2	bleiben unverändert
Brustwandelektrode V3r	Mitte der Verbindungslinie von Elektrode V2 und V4r
Brustwandelektrode V4r	5. Interkostalraum Medioclavicularlinie rechts
Brustwandelektrode V5r	vordere Axillarlinie rechts in Höhe Elektrode V4
Brustwandelektrode V6r	mittlere Axillarlinie rechts in Höhe Elektrode V4

1.4 Korrelation zu Myokardbereichen

Wie bereits beschrieben, korrelieren EKG-Ableitungen mit anatomischen Gebieten des Herzmuskels. Dies ist vor allem für die Lokalisation eines Myokardinfarktes bedeutsam. Eine akute Minderdurchblutung zeigt sich im EKG durch eine Hebung der ST-Strecke. In der Literatur finden sich teils leicht abweichende bzw. überlappende Angaben, in welcher Ableitung sich bei Minderperfusion eines Myokardareals Veränderungen finden. Zudem gibt es bei den Koronararterien anatomische Normvarianten.

Als Faustregel gilt:

- Die *Ableitungen I und aVL* repräsentieren die obere Seite des linken Ventrikels und somit Anteile des Versorgungsgebietes des Ramus interventricularis anterior und des Ramus circumflexus.
- Die *Ableitungen II, III und aVF* repräsentieren die inferioren/diaphragmalen Anteile des linken Ventrikels sowie Teile des rechten Herzens und somit das Versorgungsgebiet der Arteria coronaria dextra.

- Die *Ableitungen V1-V6* repräsentieren das Ventrikelseptum, die Vorderwand und Seitenwand des linken Ventrikels und somit Anteile des Versorgungsgebietes des Ramus interventricularis anterior und des Ramus circumflexus.

Tabelle 1-3 listet die Ableitungen und ihre zugehörigen Myokardanteile auf, Abbildung 1-6 zeigt die Versorgungsgebiete der Koronararterien bildlich. Im Wissen um anatomische Varianten und unterschiedliche Versorgertypen ist diese Abbildung beispielhaft zu sehen.

Tabelle 1-3: Elektrodenposition und damit korrelierendes Myokardareal.

Ableitungen	Myokardareal
I, aVL	hohe Seitenwand des linken Ventrikels
II, III, aVF	zwerchfellnahe Anteile des linken Ventrikels
V1-V2	interventrikuläres Septum
V3-V4	Vorderwand des linken Ventrikels
V5-V6	laterale Seitenwand des linken Ventrikels
V7-V9	erweiterte Ableitungen – Hinterwand des linken Ventrikels
V3r-V6r	erweiterte Ableitungen – rechter Ventrikel

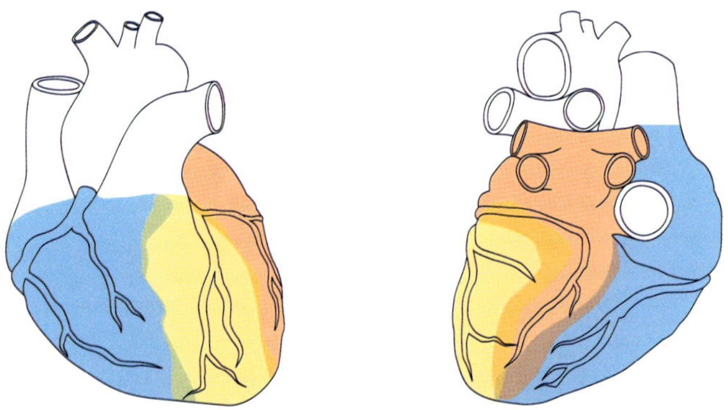

Abbildung 1-6: Schematische Darstellung der Koronararterien und Versorgungsgebiete: Vorderansicht links, Hinteransicht rechts. Farbmarkierungen: Arteria coronaria dextra in hellblau, Ramus circumflexus in orange, Ramus interventricularis anterior in gelb.

1.5 Papiervorschub, Eichzacke, Amplitude

Nun gilt es die gemessenen Erregungsabläufe des Herzens auch zu Papier zu bringen. Hierfür werden die Erregungsveränderungen jeder Ableitung mit standardisierter Geschwindigkeit auf einem Blatt EKG-Papier aufgezeichnet oder digital erfasst.

Im klinischen Alltag werden EKGs mit 25 mm/s oder 50 mm/s geschrieben. Unter einem Stift, der analog zu den positiven oder negativen Spannungsänderungen des aufgezeichneten EKGs nach oben oder unten ausschlägt, wird ein Papier mit 25 mm/s durchgezogen. Dadurch wird aus einer punktuellen Auf- und Abwärtsbewegung des Stiftes eine über die Zeit aufgezeichnete EKG-Linie bzw. -Kurve. Mittlerweile wird dieser Vorgang des auf- und abwärtsfahrenden Stiftes digital erfasst, direkt auf Papier schreibende EKG-Geräte ohne digitale Verabeitung und Speicherung sind selten geworden. Wird ein EKG mit 50 mm/s aufgezeichnet, fährt das Papier mit 50 mm pro Sekunde unter dem Stift durch, doppelt so schnell wie bei einer Aufzeichnung mit 25 mm/s. Um ein EKG interpretieren zu können, muss man folglich die Aufzeichnungsgeschwindigkeit kennen. Diese wird immer mit auf dem EKG abgedruckt.

In diesem Lehrbuch wurden alle EKGs mit einer Geschwindigkeit von 25 mm/s aufgezeichnet, die folgenden Beschreibungen gelten entsprechend nur für EKGs mit einer Aufzeichnungsgeschwindigkeit von 25mm/s: EKG-Papier ist in 1-mm bzw. hervorgehobene 5-mm-Kästchen gerastert, um direkt aus dem EKG-Laufzeiten (horizontal) und Amplituden (vertikal) ablesen zu können. Die X-Achse entspricht der Zeit in Millisekunden, die Y-Achse entspricht der positiven oder negativen Spannungsänderung in Millivolt.

Es gilt beim EKG, welches mit 25 mm/s geschrieben wurde, folgendes:

X-Achse = Laufzeiten in Millisekunden (ms)

- 1 kleines Kästchen = 1 mm = 40 ms
- 5 kleine Kästchen = 5 mm = 1 großes Kästchen = 200 ms
- 5 große Kästchen = 25 mm = 1000ms = 1 Sekunde

Y-Achse = Spannungsänderung in Millivolt (mV)

- 1 kleines Kästchen = 0,1 mV
- 1 großes Kästchen = 0,5 mV

Bei jedem EKG findet sich in der linken, oberen Ecke ein abgedrucktes Rechteck. Dies ist die Eichzacke und sollte in der Y-Achse gemessen immer 10 mm oder 1 mV betragen und in der X-Achse 5 mm oder 200 ms dauern. Die Eichzacke zeigt den Ausschlag, der bei einer Spannung von 1 mV über 200 ms entsteht. Dies dient der Überprüfung, ob das EKG-Gerät korrekt kalibriert ist und die gemessenen Werte auch verwertbar sind.

1.6 Lagetyp

Der Lagetyp bezeichnet die Lage der elektrischen Achse in der Frontalebene des Körpers, also in welche Richtung die Erregung durch den Herzmuskel geleitet wird, wenn man den Erregungsablauf auf den Thorax projeziert beobachten würde.

Pathologische Lagetypen sind oft der erste Hinweis für eine relevante Herzerkrankung. Im klinischen Alltag wird meist nur der Lagetyp des QRS-Komplexes bestimmt. Zur Bestimmung des Lagetyps benötigt man drei Extremitäten-Ableitungen. Im Alltag sind die *Ableitungen I, II und III* am gebräuchlichsten. Es gibt diverse Möglichkeiten, den Lagetyp zu bestimmen. Das Einthoven-Dreieck dient hier als Hilfestellung: Trägt man die Richtung und Amplitude der Erregung aus den Ableitungen I, II und III im Einthoven-Dreieck ein und kombiniert die Schnittpunkte der QRS-Amplituden, kann man den Lagetyp aus dem Einthoven-Dreieck ablesen.

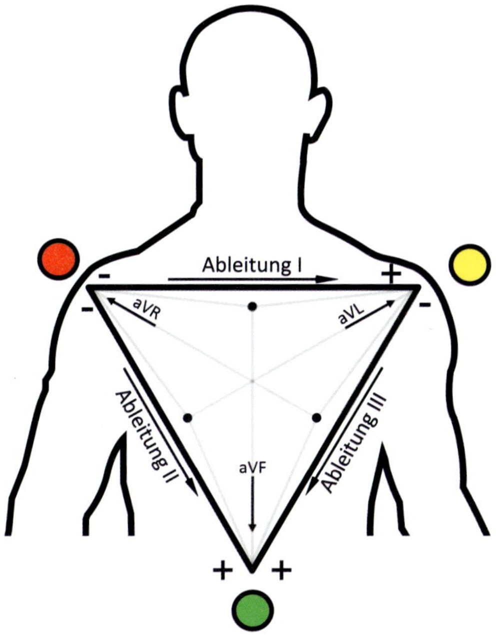

Abbildung 1-7: Einthoven-Dreieck mit den Extremitätenableitungen. Bei den Ableitungen aVL, aVR und aVF werden jeweils zwei Elektroden miteinander verschaltet und anschließend gegen die dritte Elektrode abgeleitet, z. B. aVL = LA (gelb) gegen die Kombination RA (rot) und LB (grün).

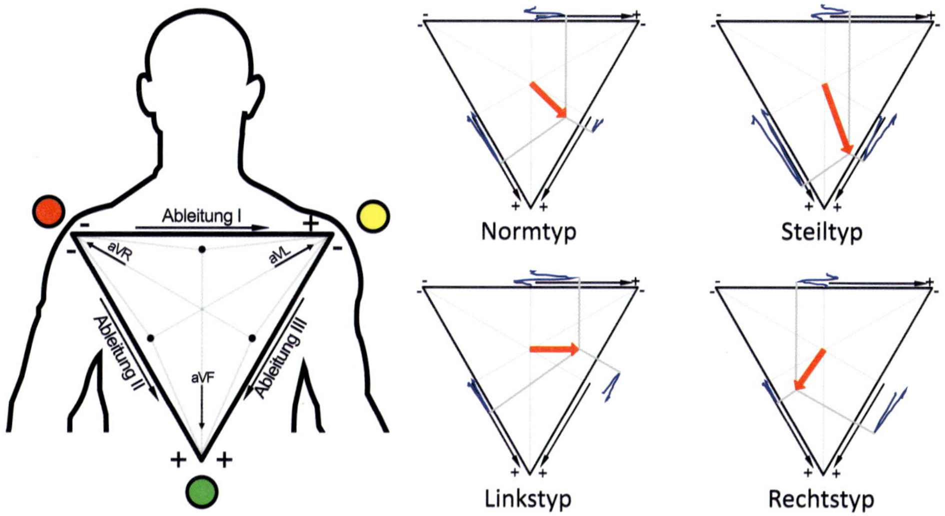

Abbildung 1-8: Einthoven-Dreieck mit eingetragenen QRS-Amplituden der Ableitungen I, II und III.

Abbildung 1-7 zeigt das Einthoven-Dreieck mit den Extremitätenableitungen in Projektion auf den Brustkorb. Abbildung 1-8 zeigt die Eintragung verschiedener QRS-Komplexe der Ableitungen I, II und III in einem Einthoven-Dreieck.

Alternativ sucht man sich in den Ableitungen I, II und III diejenige Ableitung mit dem größten positiven Ausschlag. Die elektrische Herzachse zeigt ungefähr in die Richtung dieser Ableitung.

Moderne EKG-Geräte geben unter dem Begriff „QRS-Achse“ eine Winkelzahl in Grad aus, die dann mittels der Winkelgrade einem Lagetyp zugeordnet werden können. Die Winkelgrade können dem „Cabrera“-Kreis für Lagetyp Bestimmung entnommen werden. Verbreitet und praktischerweise direkt auf den meisten EKG-Linealen aufgedruckt sind Tabellen, aus welchen man den Lagetyp bestimmen kann.

Die Ableitungen I, II und III werden hinsichtlich der Ausschlagsrichtung der QRS-Komplexe (mehrheitlich positiv oder mehrheitlich negativ) bewertet und dann mit den Werten der Tabelle verglichen. Tabelle 1-4 bietet ein Beispiel dazu. Kommt es in einer Ableitung zu keinem Ausschlag oder zu gleich großen positiven wie negativen Ausschlägen, liegt die elektrische Herzachse um 90°Grad gedreht zur jeweiligen Ableitung.

Tabelle 1-4: Bestimmung des Lagetyps anhand der gemessenen QRS-Achse oder der Ausschlags-Richtung der QRS-Komplexe in den Ableitungen I, II und III.

	Winkelgrad im Cabrerakreis	QRS in Ableitung I	QRS in Ableitung II	QRS in Ableitung III
Überdrehter Linkstyp	−150° bis −30°	mehrheitlich positiv	mehrheitlich negativ	mehrheitlich negativ
Linkstyp	−30° bis 30°	mehrheitlich positiv	mehrheitlich positiv	mehrheitlich negativ
Indifferenz-typ	30° bis 60°	mehrheitlich positiv	mehrheitlich positiv	mehrheitlich positiv
Steiltyp	60° bis 90°	mehrheitlich positiv	mehrheitlich positiv	mehrheitlich positiv
Rechtstyp	90° bis 120°	mehrheitlich negativ	mehrheitlich Positiv	mehrheitlich positiv
Überdrehter Rechtstyp	120° bis −150°	mehrheitlich negativ	mehrheitlich negativ	mehrheitlich positiv
Überdrehter Linkstyp	−150° bis −30°	mehrheitlich positiv	mehrheitlich negativ	mehrheitlich negativ
Linkstyp	−30° bis 30°	mehrheitlich positiv	mehrheitlich positiv	mehrheitlich negativ
Indifferenztyp	30° bis 60°	mehrheitlich positiv	mehrheitlich positiv	mehrheitlich positiv

1.7 Einzelne EKG-Abschnitte

Beim Herzgesunden kommt es im Rahmen eines elektrischen Herzzyklus zuerst zur Depolarisation der Vorhöfe und zu deren Kontraktion. Die elektrische Erregung wird im AV-Knoten verzögert, um den Vorhöfen Zeit zur Füllung der Ventrikel zu geben. Danach erfolgt die Depolarisation und damit die Kontraktion der Ventrikelmuskulatur. Nach der Ventrikelkontraktion erschlafft das Myokard und es kommt zur Repolarisation. Der Herzmuskel ist danach für einen neuen Arbeitszyklus bereit.

Diese elektrischen Vorgänge an den einzelnen anatomischen Strukturen sind im Oberflächen-EKG anhand einzelner Kurvenabschnitte und Zacken differenzier- bzw. interpretierbar. Traditionell werden die einzelnen Abschnitte eines elektrischen Herzzyklus im EKG nach Einthoven mit der Nomenklatur „P-QRS-T(U)“ bezeichnet (Abbildung 1-9).

Die *P-Welle* entspricht der Depolarisation der Vorhöfe. Im Anschluss an die P-Welle findet sich eine kurze Phase ohne elektrisch messbare Aktivität, die isoelektrische PQ-Strecke, welche nicht mit der PQ-Zeit verwechselt werden sollte. Die *PQ-Strecke* entspricht der Verzögerung der Erregungsweiterleitung im AV-Knoten.

Danach findet sich – je nach Ableitung - eine negative Zacke, die Q-Zacke, gefolgt von einer großen positiven Zacke, der R-Zacke. Die R-Zacke geht erneut in eine negative Zacke, die S-Zacke, über. Gemeinsam bilden sie den *QRS-Komplex*, welcher der Depolarisation des Myokards der Ventrikel entspricht. Dies ist die typische Beschreibung des QRS-Komplexes. Die erste negative Zacke wird als Q-Zacke, die erste positive als R-Zacke bezeichnet. Die hier genannten Ausschlagsrichtungen sind für die Brustwandableitungen typisch. Es gibt eine Reihe von Varianten des QRS-Komplexes, welche auch eine eigene Nomenklatur bedingen. Die Abbildung 1-10 zeigt einige Beispiele und die gängige Nomenklatur.

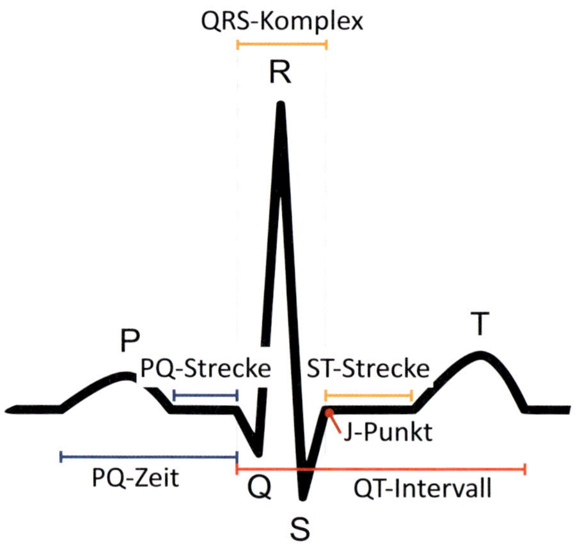

Abbildung 1-9: Abschnitte und Phasen des normalen elektrischen Herzzyklus.

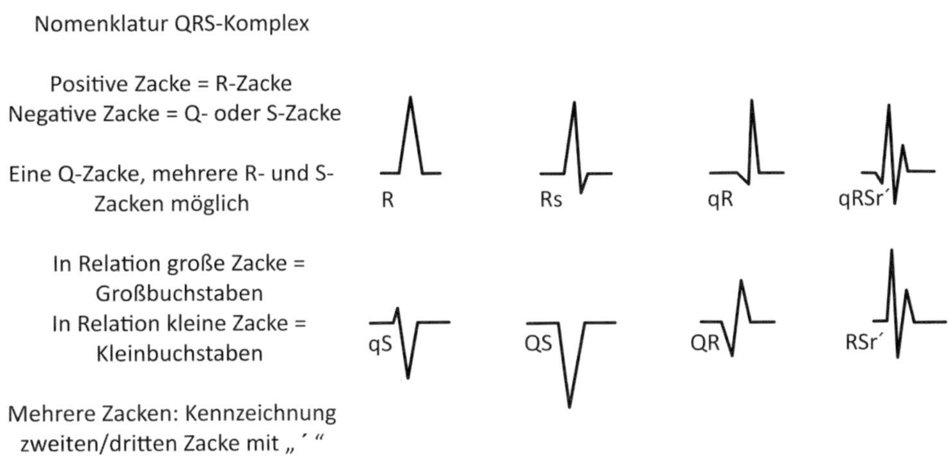

Abbildung 1-10: Nomenklatur zur Beschreibung des QRS-Komplexes.

Das Ende des QRS-Komplexes wird als J-Punkt bezeichnet, dieser ist im Normalfall isoelektrisch. Im Anschluss an den QRS-Komplex folgt die *ST-Strecke.* Diese beginnt am J-Punkt und endet am Beginn der *T-Welle.* Die ST-Strecke kann isoelektrisch sein oder langsam aufsteigend in die T-Welle übergehen. Die anschließende T-Welle steht für die Repolarisation des Myokards.

Der größte Ausschlag des QRS-Komplexes und die T-Welle sollten immer in die gleiche Richtung zeigen: überwiegend positiv oder überwiegend negativ. Man spricht von „Konkordanz“ der T-Wellen mit dem QRS-Komplex. Optional findet sich im Anschluss an die T-Welle noch eine kleine *U-Welle.*

Tabelle 1-5 gibt einen Überblick über die einzelnen EKG-Abschnitte, in der Literatur finden sich vereinzelt leicht abweichende Normwerte (im 10 ms Bereich). Für dieses Lehrbuch sind die unten angegebenen Normwerte gültig.

Tabelle 1-5: Normwerte einzelner EKG-Abschnitte.

Abschnitte	Dauer	Amplitude	Messintervall	Funktion
P-Welle	< 120 ms	< 0,25 mV	Dauer P-Welle	Vorhoferregung
PQ-Strecke	< 100 ms	isoelektrisch	Ende P-Welle bis Beginn QRS-Komplex	AV-Knoten-überleitung
QRS-Komplex	< 120 ms	variabel	Dauer QRS-Komplex	Ventrikelerregung
ST-Strecke	variabel	isoelektrisch / ansteigender Übergang in T-Welle	Ende QRS-Komplex bis Beginn T-Welle	Refraktärzeit Ventrikel
T-Welle	variabel	variabel	/	Ventrikel-repolarisation
U-Welle	variabel	variabel, kleiner als T-Welle	/	Ventrikel-repolarisation
PQ-Zeit	< 200 ms	/	Beginn P-Welle bis Beginn QRS-Komplex	Vorhoferregung + AV-Knoten-überleitung
J-Punkt	/	isoelektrisch	Ende QRS-Komplex	Ende Ventrikel-erregung
QTc-Zeit	< 450 ms Männer < 460 ms Frauen	/	Beginn QRS-Komplex bis Ende T-Welle, frequenzkorrigiert	Ventrikel-depolarisation + Refraktärzeit + Ventrikel-repolarisation
Iso-elektrische Linie	Keine elektrische Aktivität messbar – kein positiver oder negativer Ausschlag der EKG-Kurve in allen Ableitungen. *Normal:* Zwischen Ende P-Welle und Beginn QRS-Komplex Zwischen Ende T-Welle und P-Welle			

1.8 Normales 12-Kanal-EKG

Die Abbildung 1-11 zeigt ein normales 12-Kanal-EKG mit Beschreibung der abgedruckten Standardelemente.

Praktisches Vorgehen bei der EKG-Analyse
Es gibt sehr viele Algorithmen und Abfolgen als Hilfen für die EKG-Analyse. Relevant ist nicht so sehr die Wahl des Algorithmus, sondern die immer gleiche Reihenfolge der Analyse. Damit bekommt man Routine und läuft weniger Gefahr, im Eifer der Analyse eine Pathologie zu übersehen.

Anbei ein Vorschlag zur strukturierten EKG-Analyse:

1. QRS-Komplexe regelmäßig oder unregelmäßig?
Sind die Abstände zwischen den QRS-Komplexen stets gleich oder kommt es zu Schwankungen bzw. fehlenden QRS-Komplexen?

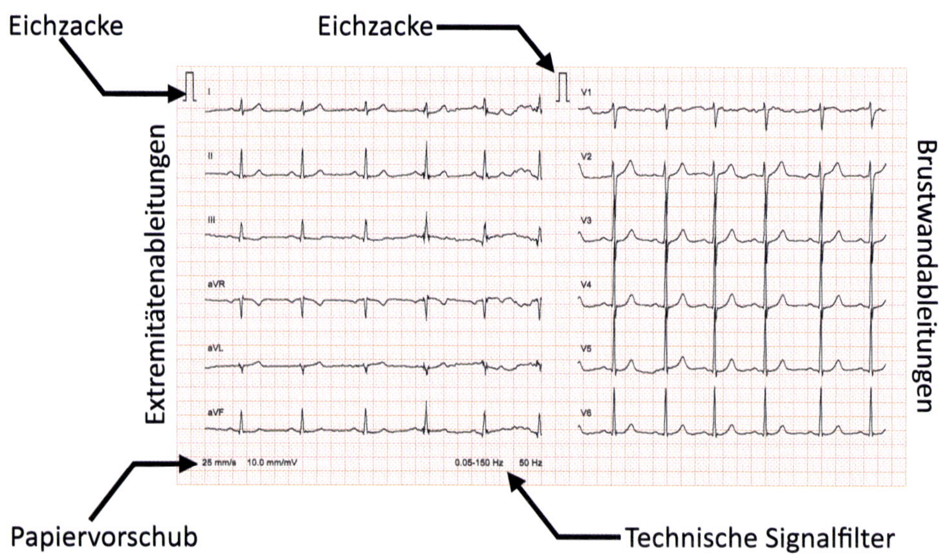

Abbildung 1-11: Normales 12-Kanal-EKG.

2. Herzfrequenz?
- Ab einer Herzfrequenz unter 60 Schlägen/Minute spricht man von einer Bradykardie.
- Ab einer Herzfrequenz über 100 Schlägen/Minute spricht man von einer Tachykardie.

3. Sinusrhythmus?
Definitionsgemäß folgt bei einem Sinusrhythmus auf jede Vorhof-Erregung (P-Welle) eine Ventrikel-Erregung (QRS-Komplex). Entsprechend gilt es, eindeutige P-Wellen zu suchen und das Verhältnis zwischen P-Wellen und QRS-Komplexen zu bestimmen, welches beim Sinusrhythmus 1:1 sein sollte.

4. Lagetyp?
Mithilfe der Extremitätenableitungen lässt sich der Lagetyp der QRS-Achse bestimmen.

5. Zeitintervalle?
Sämtliche Abschnitte und Kurven sollen auf ihre Dauer vermessen werden.

6. Morphologische Auffälligkeiten?
Hier wären zB Blockbilder, Veränderungen der ST-Strecken, überhöhte/abgeflachte Kurvenabschnitte zu nennen.

7. Sonstige Auffälligkeiten
Hier bleibt Platz für alle Auffälligkeiten, welche nicht klar einer der oben genannten Kriterien zuordenbar sind.

Verzeichnis der Fälle

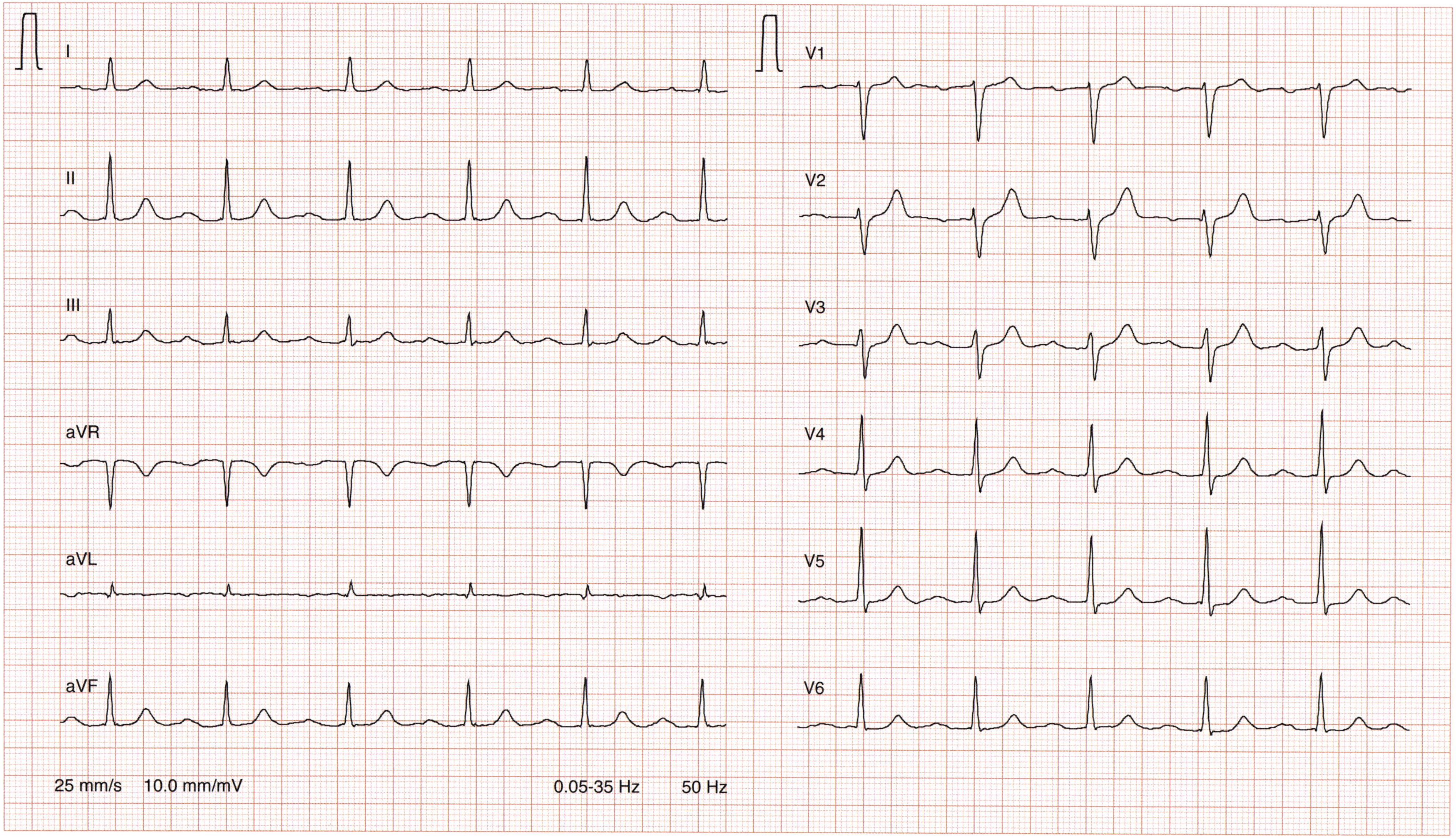
I
II
III
aVR
aVL
aVF
V1
V2
V3
V4
V5
V6
25 mm/s
10.0 mm/mV
0.05-35 Hz
50 Hz

Fall 01

Herr D. wird aufgrund einer Lungenentzündung aus dem Altersheim ins Spital gebracht. Der 85 Jahre alte Patient ist in deutlich reduziertem Allgemeinzustand und febril bei 39,2°C. Neben Fieber und Husten gibt Herr D. auch hustenabhängige Brustschmerzen an. An Vorerkrankungen sind ein reseziertes Rektumkarzinom, eine arterielle Hypertonie, ein Prostatakarzinom und eine Hypothyreose bekannt. Sie beurteilen das vorliegende Eintritts-EKG, das nach Volumengabe und Fiebersenkung geschrieben wurde.

1

Vitalparameter

- Blutdruck 112/55 mmHg, Puls 74 Schläge/Minute, S_pO_2 94% unter Raumluft

Lösung

2 Erster Eindruck

3 Interpretation

4 Unsicherheiten

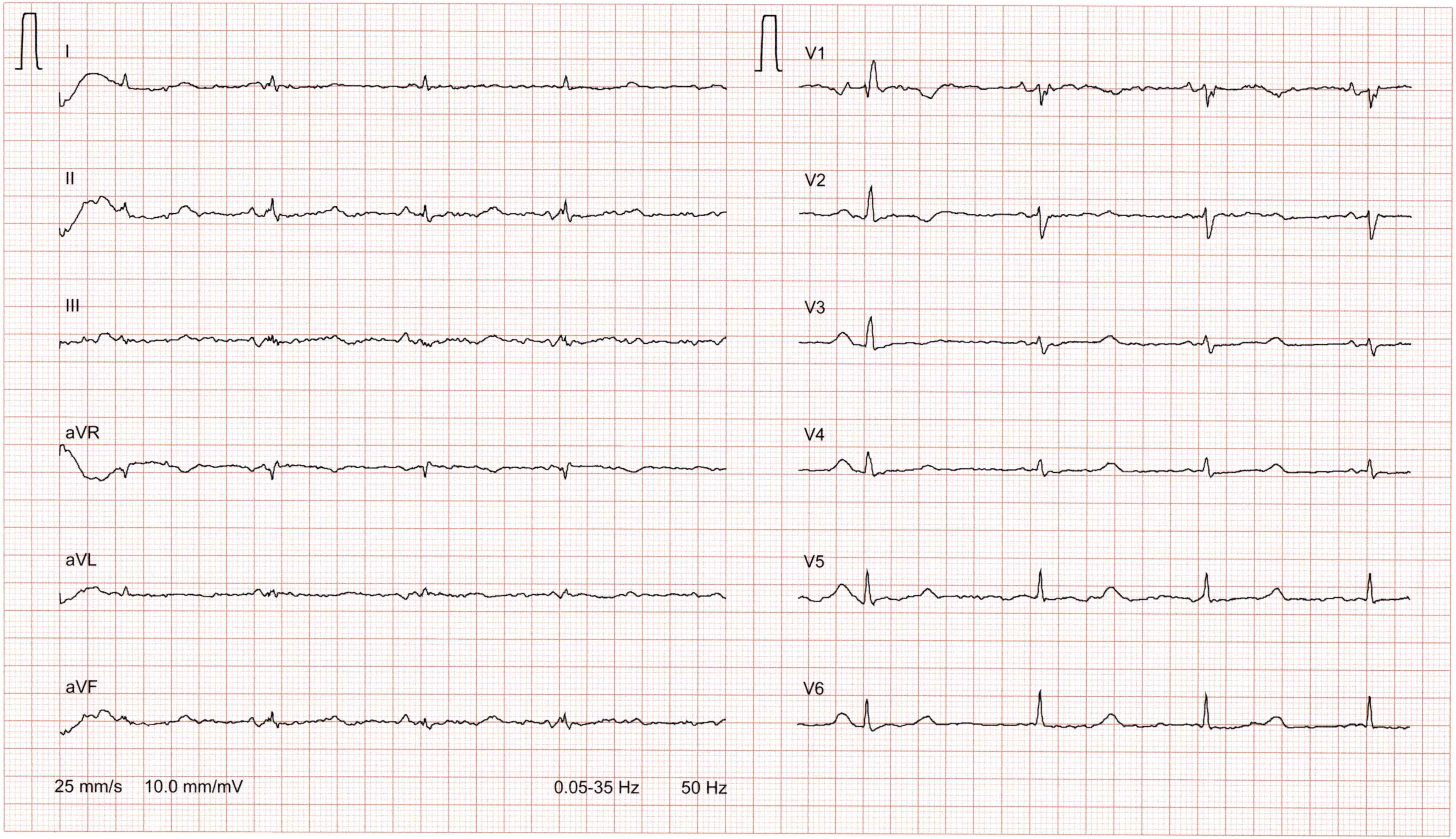
I
II
III
aVR
aVL
aVF
V1
V2
V3
V4
V5
V6
25 mm/s
10.0 mm/mV
0.05-35 Hz
50 Hz

Fall 02

Der 78 Jahre alte Herr W. wird mittels Rettungsdienst in die Notaufnahme gebracht: Nachdem sein Sohn ihn seit gestern Abend nicht erreichen konnte wurde die Wohnung heute früh durch die Polizei geöffnet. Der Patient wurde am Boden liegend aufgefunden, er war gestolpert und konnte nicht mehr aufstehen. In der Notaufnahme klagt Herr W. über Schmerzen im Bereich des Bewegungsapparates, mehrere Druckstellen an Hüfte und Beinen sind im körperlichen Status auffällig. Lungen- und Herzauskultation sind unauffällig. In der ersten Blutgasanalyse fällt ein Gesamtkalzium von 1,01 mmol/l auf (Normwert 2-2,6 mmol/l) auf. Aufgrund von leichten Brustschmerzen wird auch ein EKG geschrieben.

Vitalparameter

- Blutdruck 102/75 mmHg, Puls 55 Schläge/Minute, S_pO_2 94% unter Raumluft

Lösung

1

2 Erster Eindruck

3 Interpretation

4 Unsicherheiten

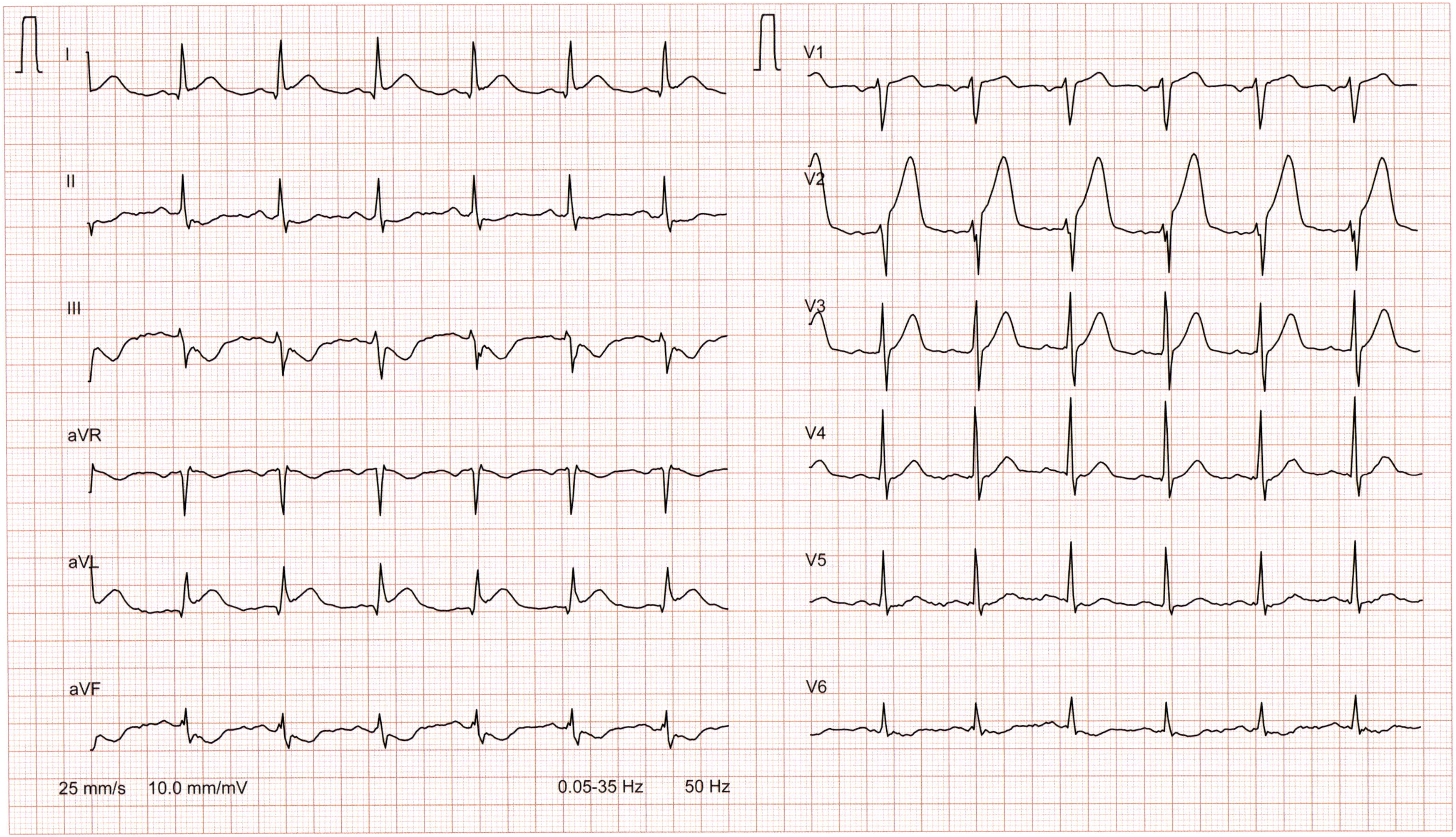
I
II
III
aVR
aVL
aVF
V1
V2
V3
V4
V5
V6
25 mm/s
10.0 mm/mV
0.05-35 Hz
50 Hz

Fall 03

Die 58 Jahre alte Frau W. klagt seit Mitternacht über Brustschmerzen. Sie stellt sich daraufhin in der Früh bei ihrem Hausarzt vor. Neben einer arteriellen Hypertonie ist ein medikamentös mittlerweile gut eingestellter Diabetes mellitus bekannt. Dem Hausarzt fällt ein blasses Hautkolorit auf. Auskultatorisch sind basal betonte Rasselgeräusche zu hören. Der Hausarzt will Frau W. in Ihr Spital einweisen, kündigt die Patientin bei Ihnen telefonisch an und übermittelt Ihnen das EKG bereits vorab elektronisch.

1

Vitalparameter

- Blutdruck 98/64 mmHg, Puls 100 Schläge/Minute, S_pO_2 86% unter Raumluft, mit 2 l Sauerstoff über Nasenbrille 96%

Lösung

2 **Erster Eindruck**

3 **Interpretation**

4 **Unsicherheiten**

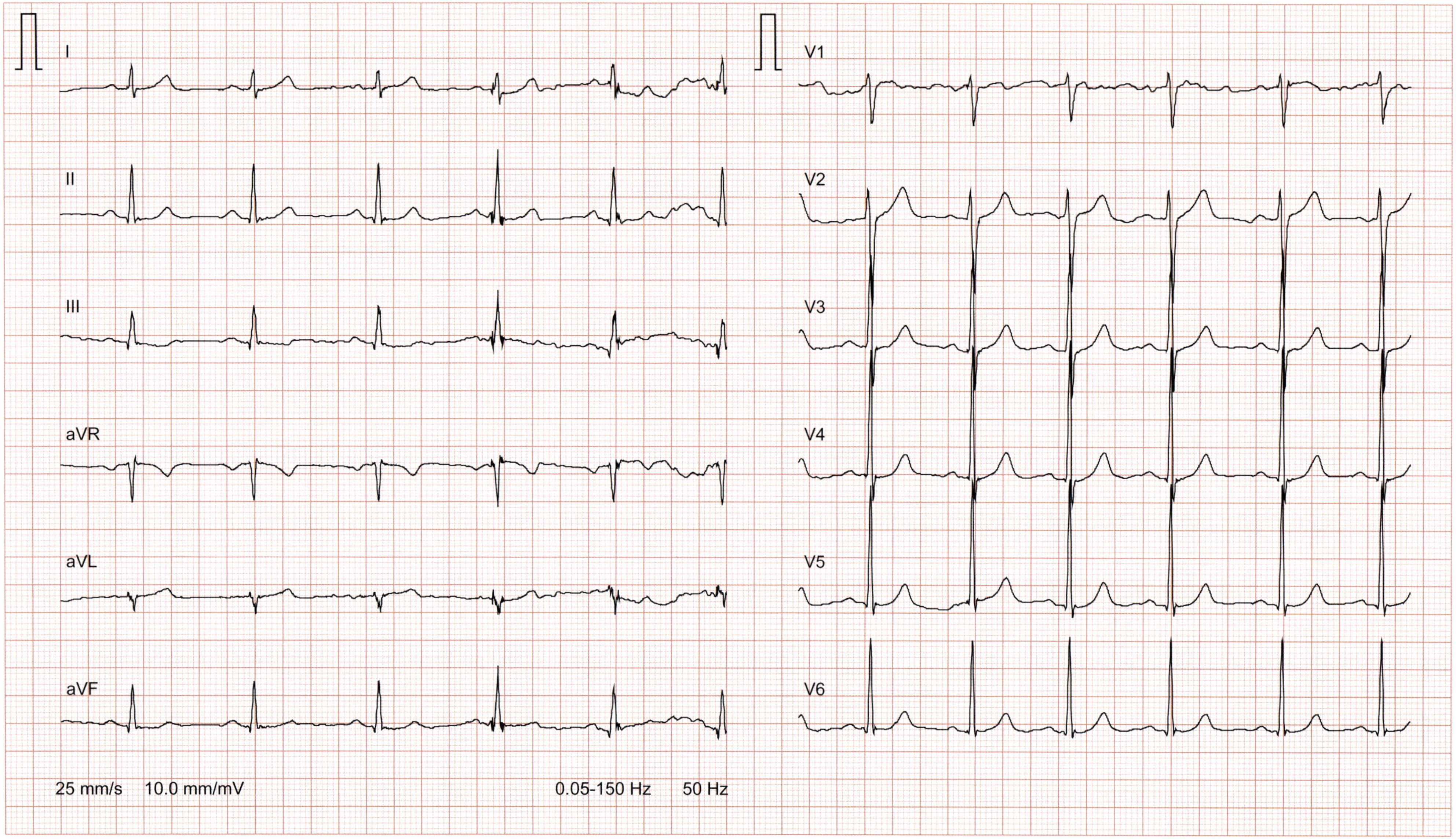
I
II
III
aVR
aVL
aVF
V1
V2
V3
V4
V5
V6
25 mm/s
10.0 mm/mV
0.05-150 Hz
50 Hz

Fall 04

Der 23-jährige Herr F. kommt in Ihre Praxis zur Gesundenuntersuchung. Er ist in Ausbildung zum Pilot. Der Patient ist körperlich belastbar, verneint Brustschmerzen oder Atemnot. Auch sonst gibt er keine Beschwerden an. Die körperliche Untersuchung ist unauffällig. Es wird zusätzlich noch ein EKG geschrieben.

1

Vitalparameter

- Blutdruck 117/71 mmHg, Puls 64 Schläge/Minute, S_pO_2 96% unter Raumluft

Lösung

2 **Erster Eindruck**

3 **Interpretation**

4 **Unsicherheiten**

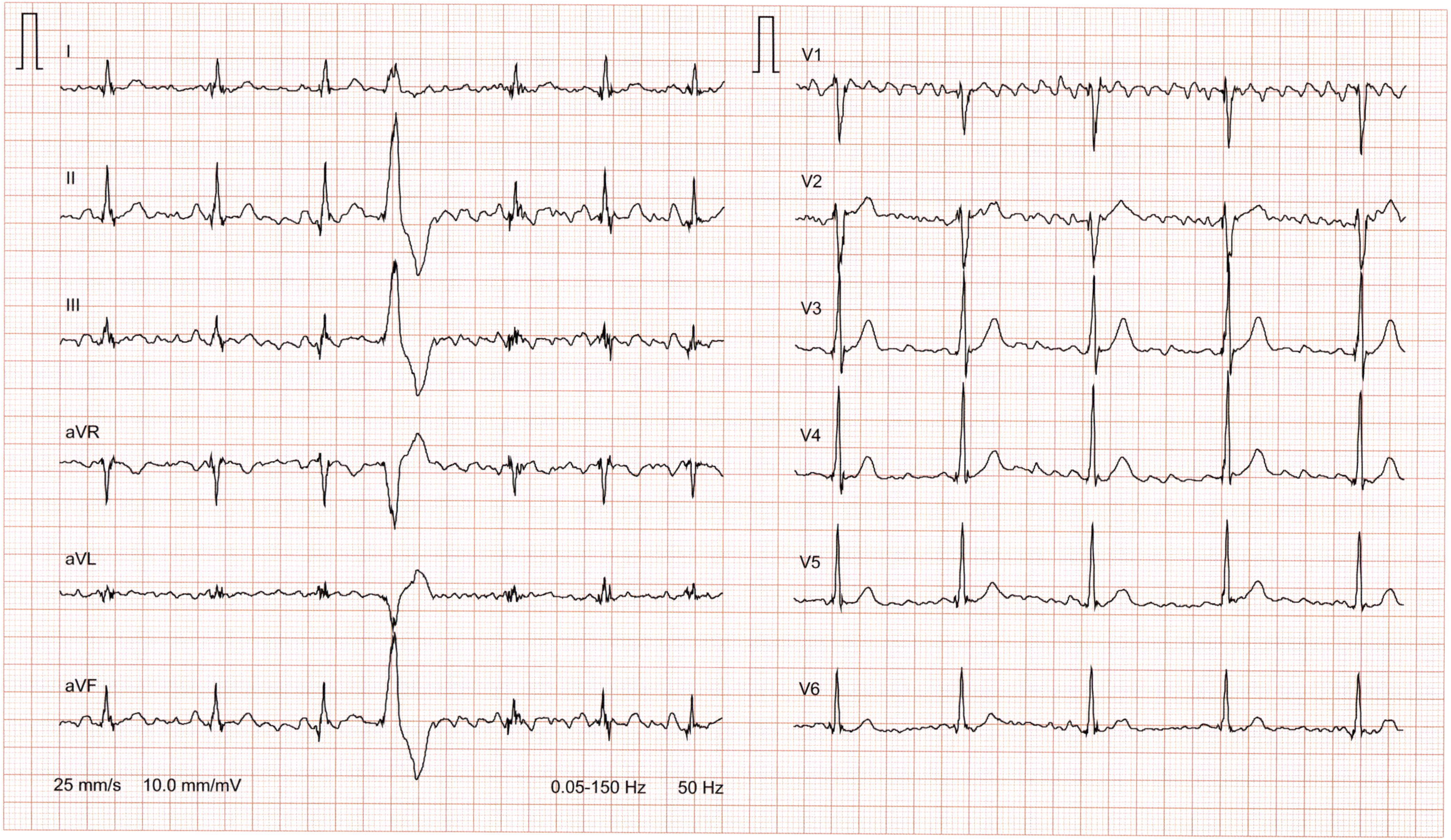
I
II
III
aVR
aVL
aVF
V1
V2
V3
V4
V5
V6
25 mm/s
10.0 mm/mV
0.05-150 Hz
50 Hz

Fall 05

Die 77 Jahre alte Frau K. sucht zu Mitternacht das Spital wegen Palpitationen auf. Bei Frau K. ist ein paroxysmales Vorhofflattern bekannt, sie ist mit Rivaroxaban antikoaguliert und nimmt Bisoprolol, Lisinopril und Pantoprazol ein. Im EKG bei Aufnahme zeigt sich ein tachykardes Vorhofflattern bei einer Herzfrequenz von 150 Schlägen pro Minute. Die Patientin wird zur Überwachung stationär aufgenommen. Im Laufe der Nacht kommt es zu einer spontanen Konversion des Vorhofflatterns in einen normokarden Sinusrhythmus. Frau K. ist wieder beschwerdefrei und kann somit entlassen werden. Während Sie den Arztbrief schreiben kommt eine Pflegekraft mit dem morgendlichen Kontroll-EKG von Frau K. zu Ihnen und meint: „Ich glaube Frau K. hat wieder Vorhofflattern".

1

Vitalparameter

- Blutdruck 165/87 mmHg, Puls 85 Schläge/Minute, S_pO_2 96% unter Raumluft

Lösung

2 **Erster Eindruck**

3 **Interpretation**

4 **Unsicherheiten**

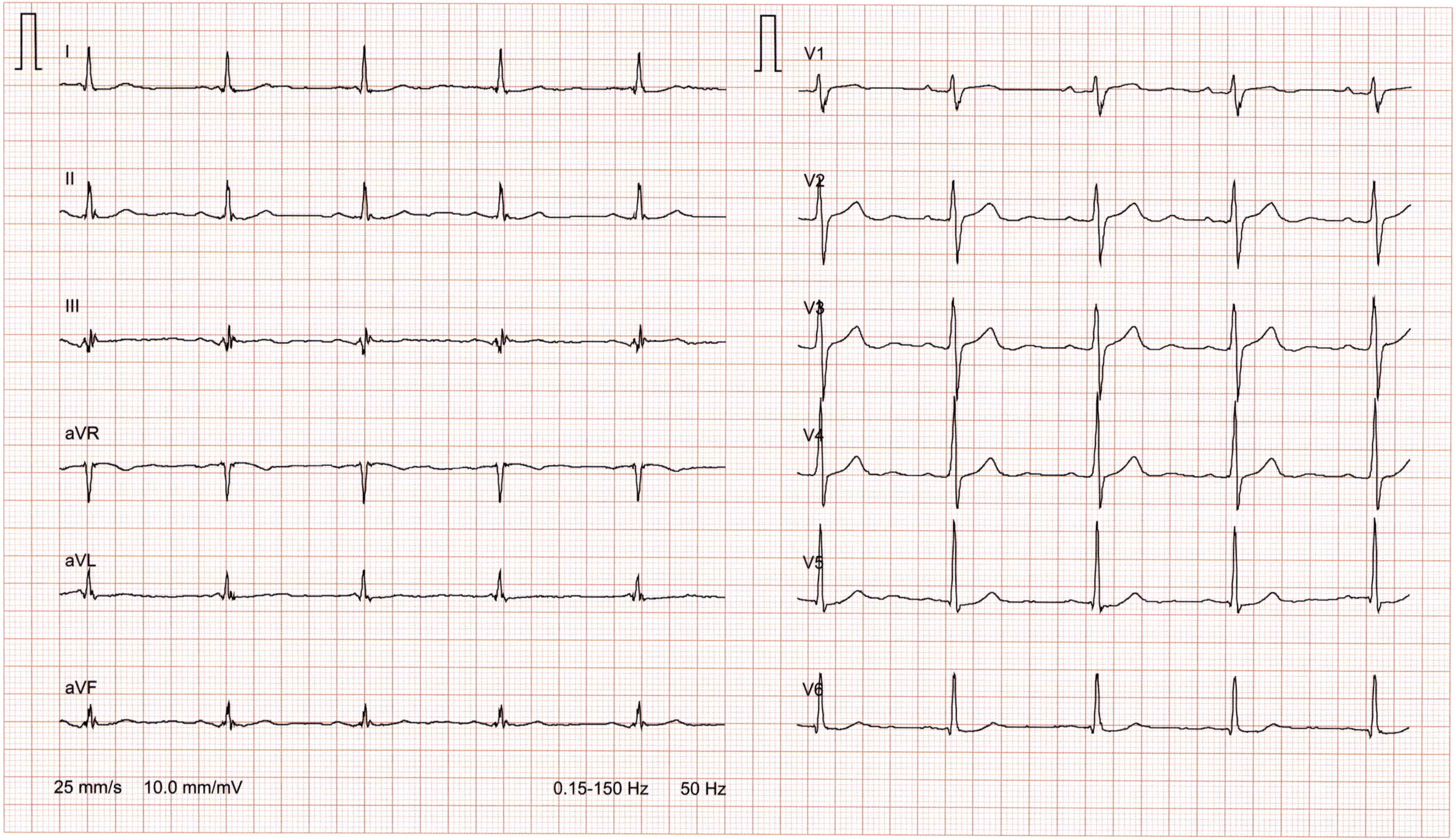
I
II
III
aVR
aVL
aVF
V1
V2
V3
V4
V5
V6
25 mm/s 10.0 mm/mV
0.15-150 Hz 50 Hz

Fall 06

Ihr Praxiskollege kommt mit einem EKG zu Ihnen für eine Zweitmeinung, die Repolarisationsphase käme ihm komisch vor. Sein Patient – Herr G. – hat eine bekannte diastolische Herzinsuffizienz. Aufgrund von zunehmender Atemnot wurde vor einigen Tagen die diuretische Therapie gesteigert, nun ist der Patient bezüglich der Atemnot beschwerdefrei. Jedoch hat er das Gefühl von Palpitationen. Thoraxschmerzen werden aktuell durch Herrn G. verneint. Im Labor liegt ein vormals leicht erhöhtes BNP wieder im Normbereich, das Kalium ist bei 2,9 mmol/l (Norm 3,5-4,5 mmol/l). Ein Troponin-Schnelltest ist negativ.

Vitalparameter

- Blutdruck 141/68 mmHg, Puls 65 Schläge/Minute, S_pO_2 97% unter Raumluft

Lösung

1

2 Erster Eindruck

3 Interpretation

4 Unsicherheiten

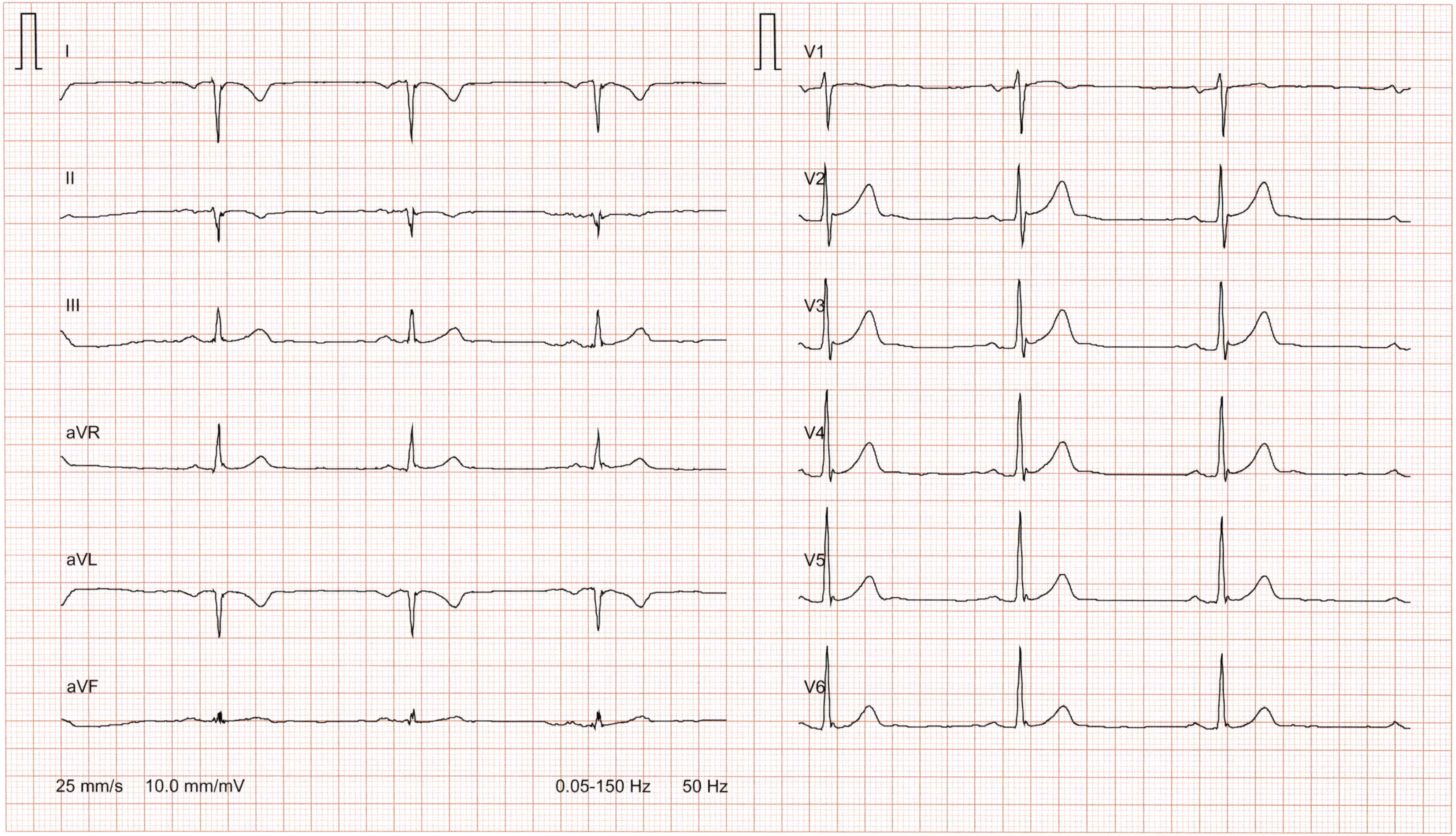
I
II
III
aVR
aVL
aVF
V1
V2
V3
V4
V5
V6
25 mm/s 10.0 mm/mV
0.05-150 Hz 50 Hz

Fall 07

1

Im Rahmen Ihres Dienstes im Sanitätszelt bei einem Leichtathletikbewerb werden Sie von Herrn V. aufgesucht. Der 19-jährige ist Leichtathlet mit Fokus auf Hindernislauf. Im Laufe eines Trainings kam er vor einem Hürdenhindernis ins Stolpern und stürzte mit der linken Thoraxhälfte gegen die Hürde. Er klagt nun über linksthorakale Schmerzen, die vor allem beim Atmen schlimmer würden. Atemnot wird aktuell verneint. Die Schmerzen lassen sich auf Druck auslösen. Krepitationen der Rippen sind nicht hör- oder fühlbar. Aus Routinegründen wurde auch ein EKG geschrieben, das Ihnen nun vorliegt.

Vitalparameter

- Blutdruck 130/71 mmHg, Puls 44 Schläge/Minute, S_pO_2 98% unter Raumluft

Lösung

2 Erster Eindruck

3 Interpretation

4 Unsicherheiten

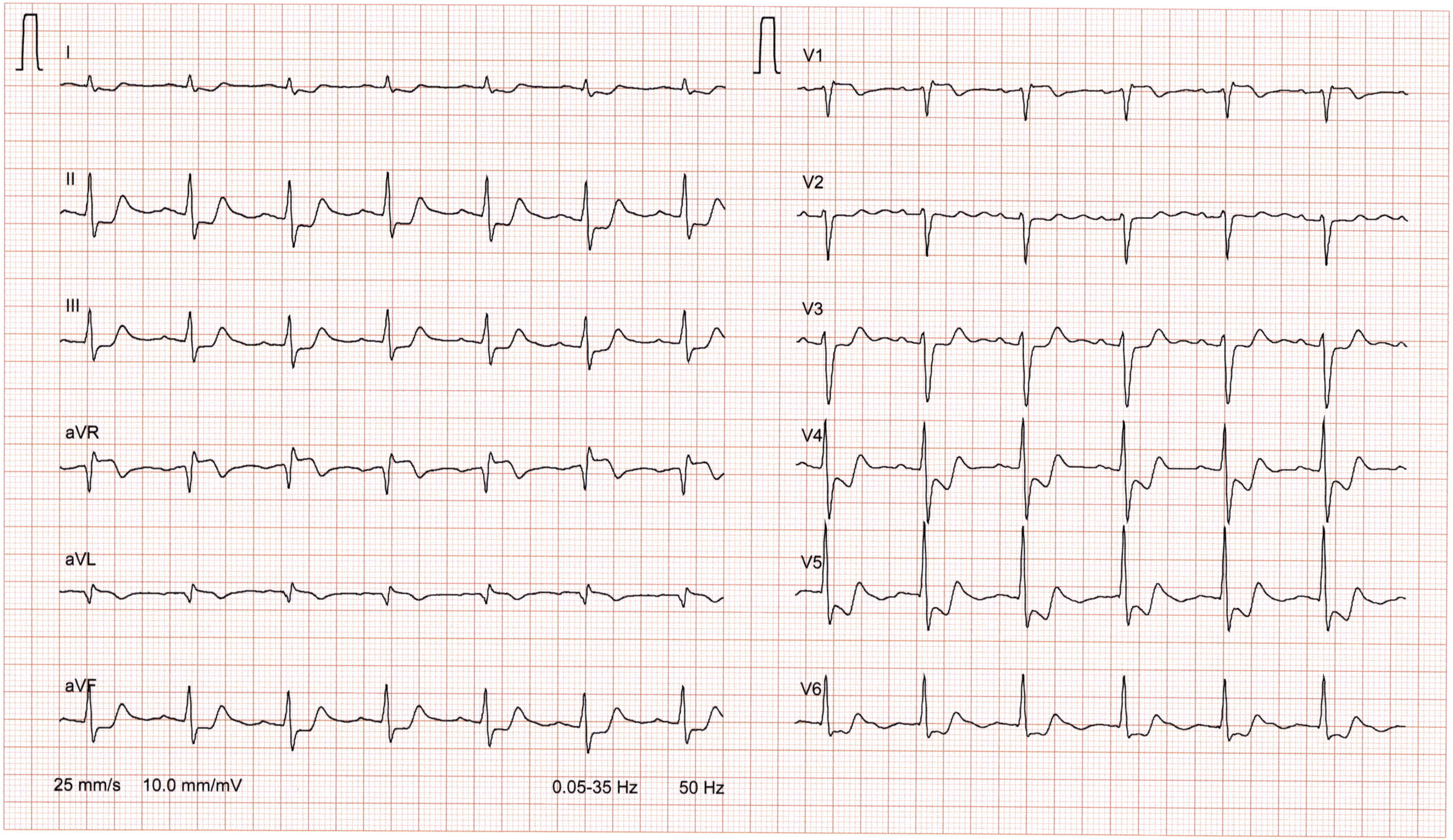
I
II
III
aVR
aVL
aVF
V1
V2
V3
V4
V5
V6
25 mm/s 10.0 mm/mV
0.05-35 Hz
50 Hz

Fall 08

Sie werden als Notarzt in ein Pflegeheim gerufen. Der Alarmierungsgrund lautet „Dyspnoe, Kaltschweißigkeit". Sie treffen den 68-jährigen Herrn L. tachypnoeisch in seinem Zimmer sitzend an. Seit zwei Stunden kam es zu einer zunehmenden Atemnot ohne Brustschmerzen, der Patient ist bekannter Typ-1 Diabetiker und hat bereits eine Unterschenkelamputation rechts bei schwerer pAVK hinter sich. Aktuell ist er 3-mal pro Woche an der Hämodialyse. Auskultatorisch finden sich beidseits ubiquitär grobblasige Rasselgeräusche, die Atemfrequenz beträgt 32/Minute. Der Patient ist kaltschweißig, mit marmorierten Extremitäten und afebril.

Vitalparameter

- Blutdruck 85/48 mmHg, Puls 90 Schläge/Minute, S_pO_2 88% unter 10 l O2 via Maske, Atemfrequenz 32/Minute

Lösung

1

2 Erster Eindruck

3 Interpretation

4 Unsicherheiten

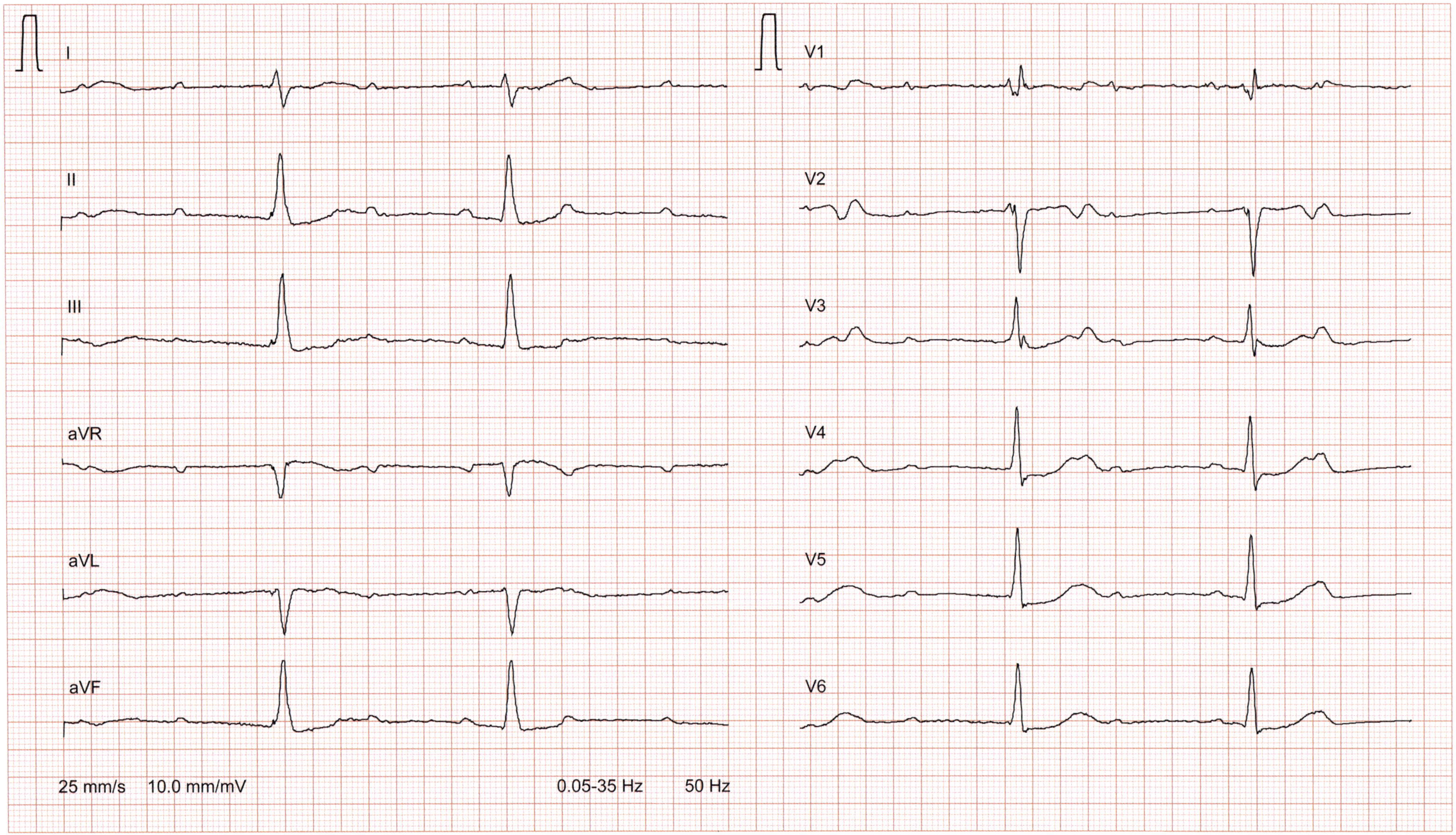
I
II
III
aVR
aVL
aVF
V1
V2
V3
V4
V5
V6
25 mm/s 10.0 mm/mV
0.05-35 Hz 50 Hz

Fall 09

Während eines Italienurlaubs sitzen Sie an einer Strandpromenade beim Abendessen. Plötzlich hören Sie hinter sich einen lauten Knall: ein PKW ist gegen eine Betonabsperrung geprallt. Als Sie sich dem Fahrzeug nähern, sehen Sie, wie der Fahrer hinter dem Steuer langsam den Kopf hebt: Herr J. – ein Tourist – hat für den Unfall eine Erinnerungslücke, er habe plötzlich am Steuer das Bewusstsein verloren. Er ist unverletzt, synkopiert jedoch beim Aussteigen aus dem nur leicht beschädigten PKW erneut. Sie tasten einen kräftigen, aber bradykarden Carotispuls und verbringen Herrn J. in die stabile Seitenlage. Er erwacht nach einer halben Minute wieder. Der kurz darauf eintreffende Notarzt versorgt den Patienten und leitet auch ein EKG ab.

Vitalparameter

- Blutdruck 166/89 mmHg, Puls 35 Schläge/Minute, S_pO_2 94% unter Raumluft

Lösung

1

2 Erster Eindruck

3 Interpretation

4 Unsicherheiten

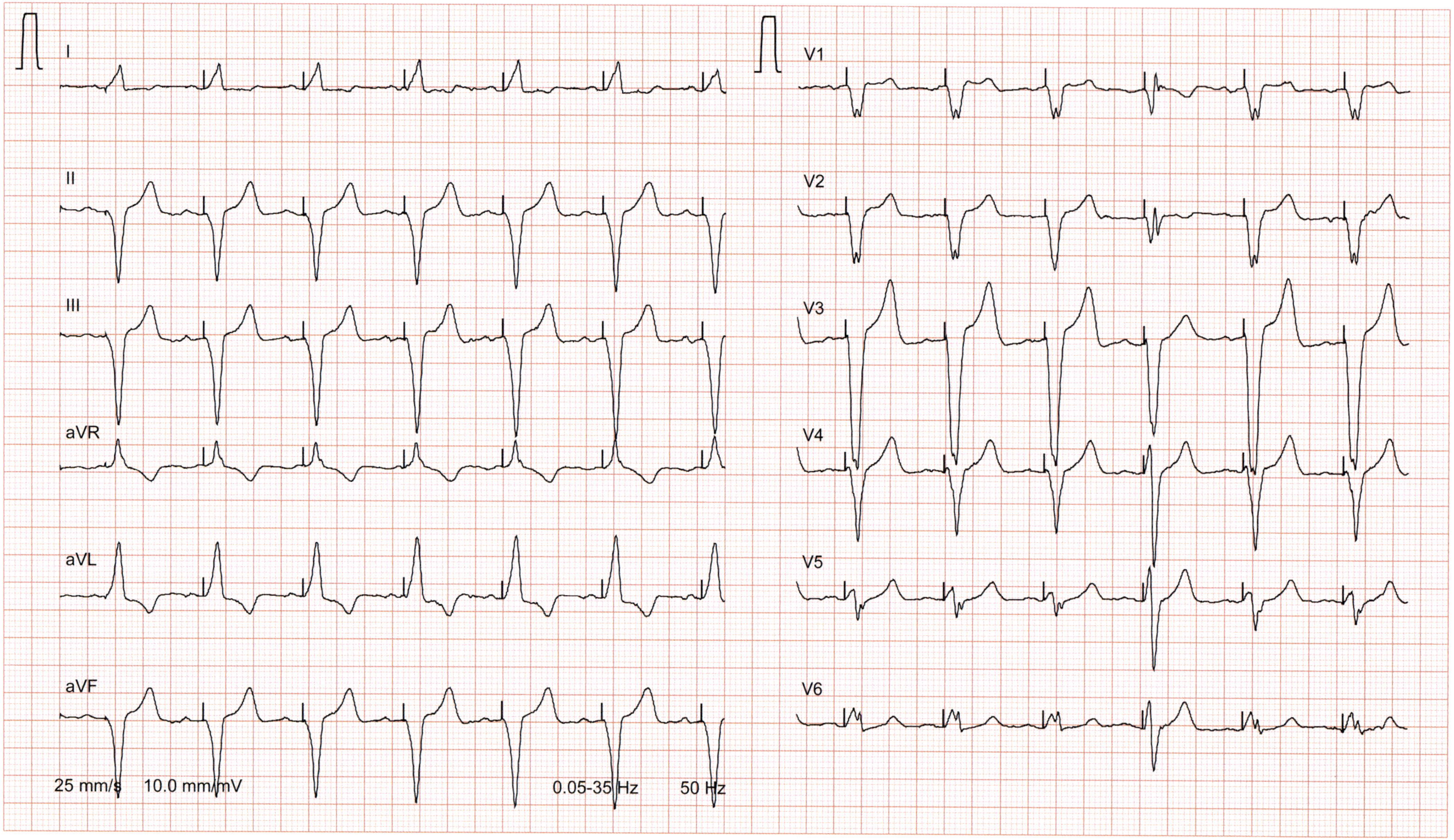
I
II
III
aVR
aVL
aVF
V1
V2
V3
V4
V5
V6
25 mm/s
10.0 mm/mV
0.05-35 Hz
50 Hz

Fall 10

Herr O. stellt sich bei Ihnen für eine geplante, jährliche Untersuchung vor. Der 92-jährige, noch sehr rüstige Patient kommt selbstständig in Ihre Praxis und äußert aktuell keine Beschwerden. Manchmal habe er nach dem Aufstehen kurz ein Schwindelgefühl, das aber nach ein paar Kniebeugen rasch verschwindet. Er nimmt Amlodipin für seine Hypertonie, weiters wurde ihm vor drei Jahren ein Schrittmacher bei einem AV-Block III° implantiert.

1

Vitalparameter

- Blutdruck 144/78 mmHg, Puls 81 Schläge/Minute, S_pO_2 97% unter Raumluft

Lösung

2 Erster Eindruck

3 Interpretation

4 Unsicherheiten

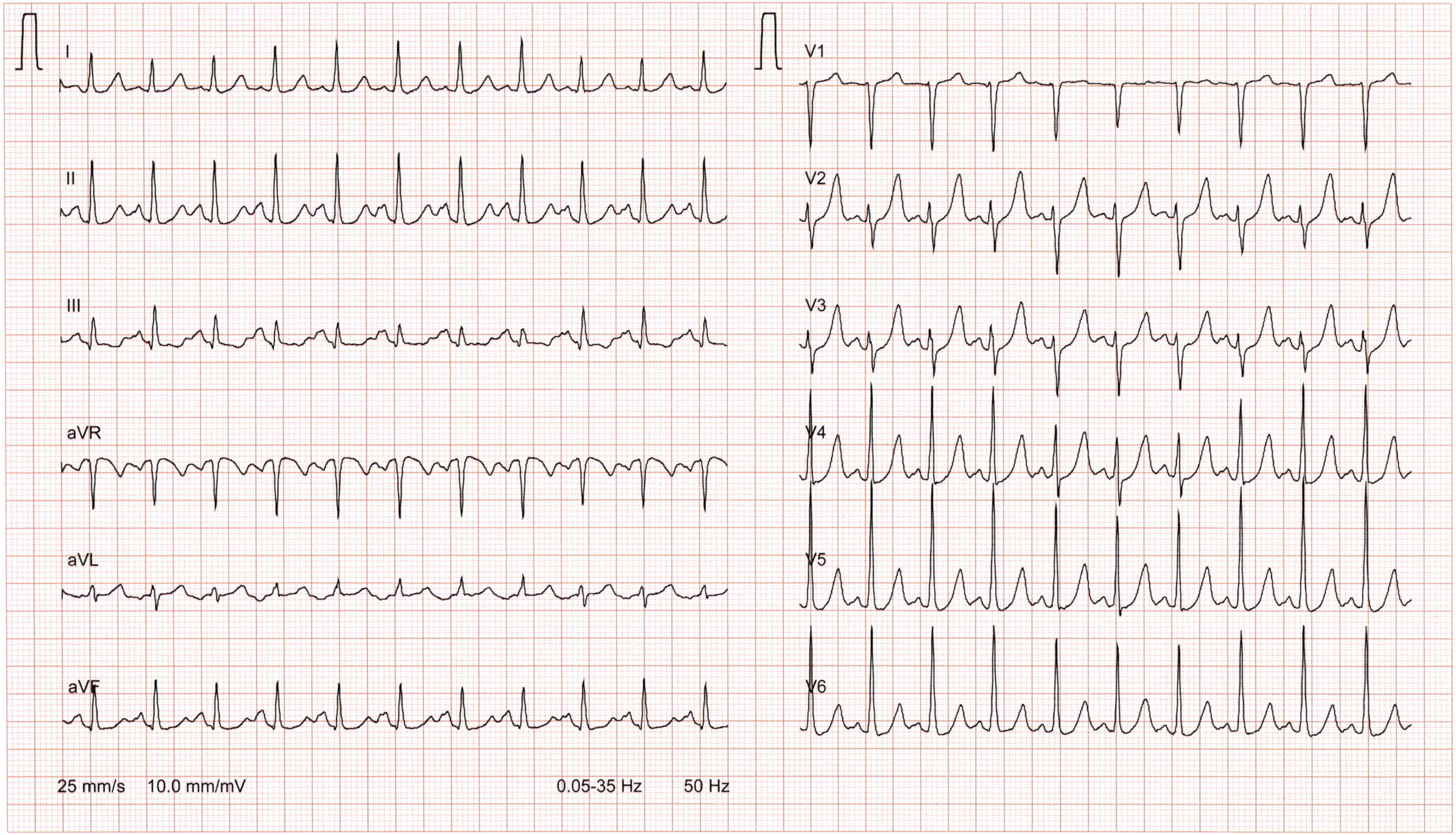
I
II
III
aVR
aVL
aVF
V1
V2
V3
V4
V5
V6
25 mm/s
10.0 mm/mV
0.05-35 Hz
50 Hz

Fall 11

Die 27-jährige Motorradfahrerin Frau D. kollidiert frontal mit einem entgegenkommenden PKW. Nach Erstversorgung und Intubation vor Ort wird Frau D. mittels Notarzthubschrauber an Ihr Zentrumspital geflogen. Im Schockraum gestaltet sich die Stabilisierung des Kreislaufs schwierig. Im Polytrauma-CT zeigt sich eine Beckenfraktur mit einem großen, retroperitonealen Hämatom. Aufgrund einer Tachykardie werden Sie für ein internistisches Konsil im Schockraum beigezogen. Die Patientin ist intubiert und sedoanalgesiert, weitere medizinische Details sind nicht bekannt.

1

Vitalparameter

- Blutdruck 85/48 mmHg, Puls 121 Schläge/Minute, S_pO_2 100% in Intubationsnarkose

Lösung

2 Erster Eindruck

3 Interpretation

4 Unsicherheiten

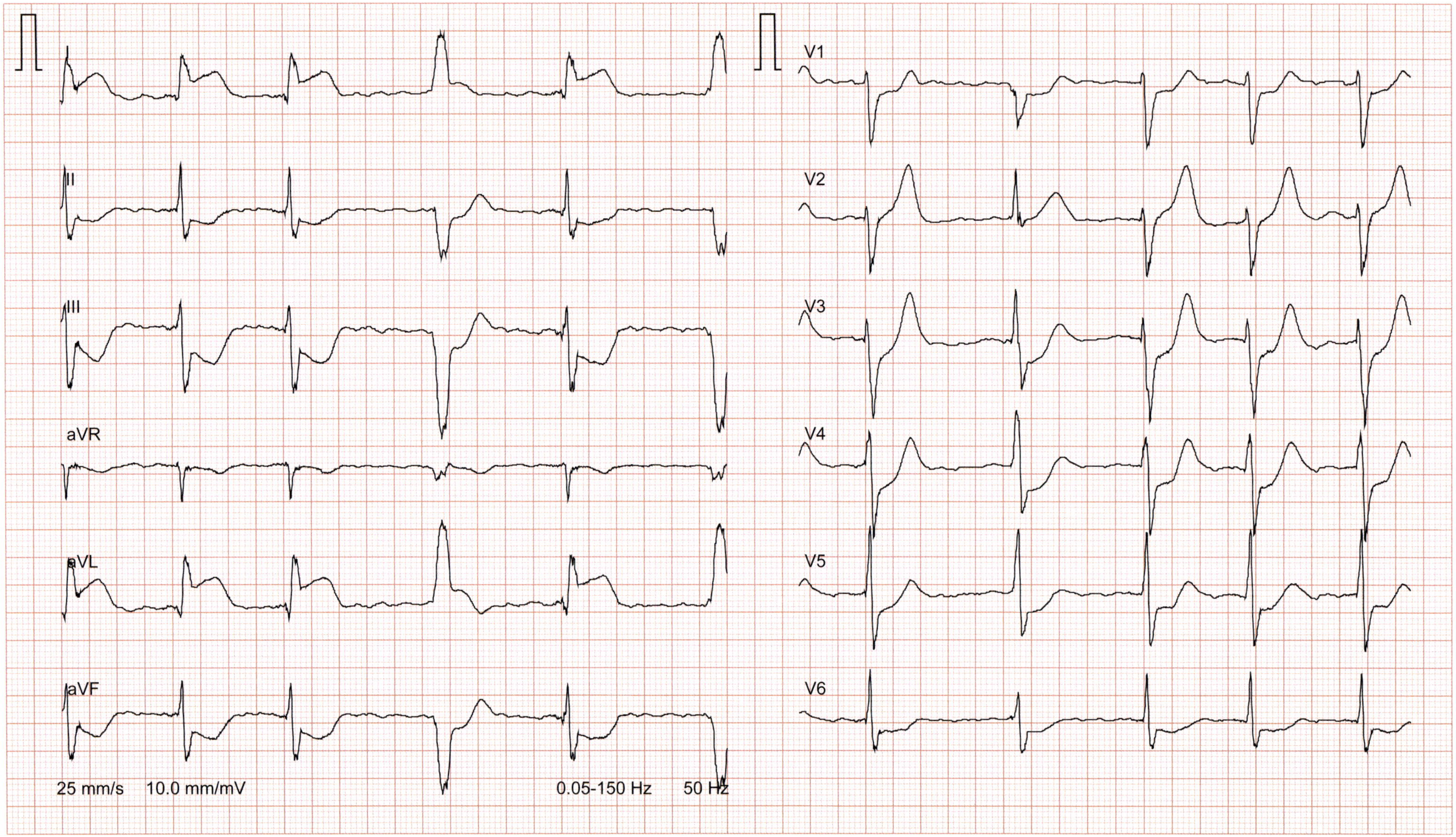
I
II
III
aVR
aVL
aVF
V1
V2
V3
V4
V5
V6
25 mm/s
10.0 mm/mV
0.05-150 Hz
50 Hz

Fall 12

1

Die 54-jährige Frau Y. alarmiert den Rettungsdienst aufgrund von neu aufgetretenem thorakalem Engegefühl. Die Beschwerden hatten innerhalb von zwanzig Minuten rapide zugenommen, zusätzlich klagt die Patientin auch über Kieferschmerzen. Atemnot wird aktuell verneint. Der Rettungsdienst leitet ein EKG ab und sendet dieses via Datenfunk an das nächstgelegene Spital. Sie haben auf der Notaufnahme Dienst und erhalten das EKG zur Interpretation.

Vitalparameter

- Blutdruck 154/72 mmHg, Puls 73 Schläge/Minute, S_pO_2 96% bei Raumluft

Lösung

2 Erster Eindruck

3 Interpretation

4 Unsicherheiten

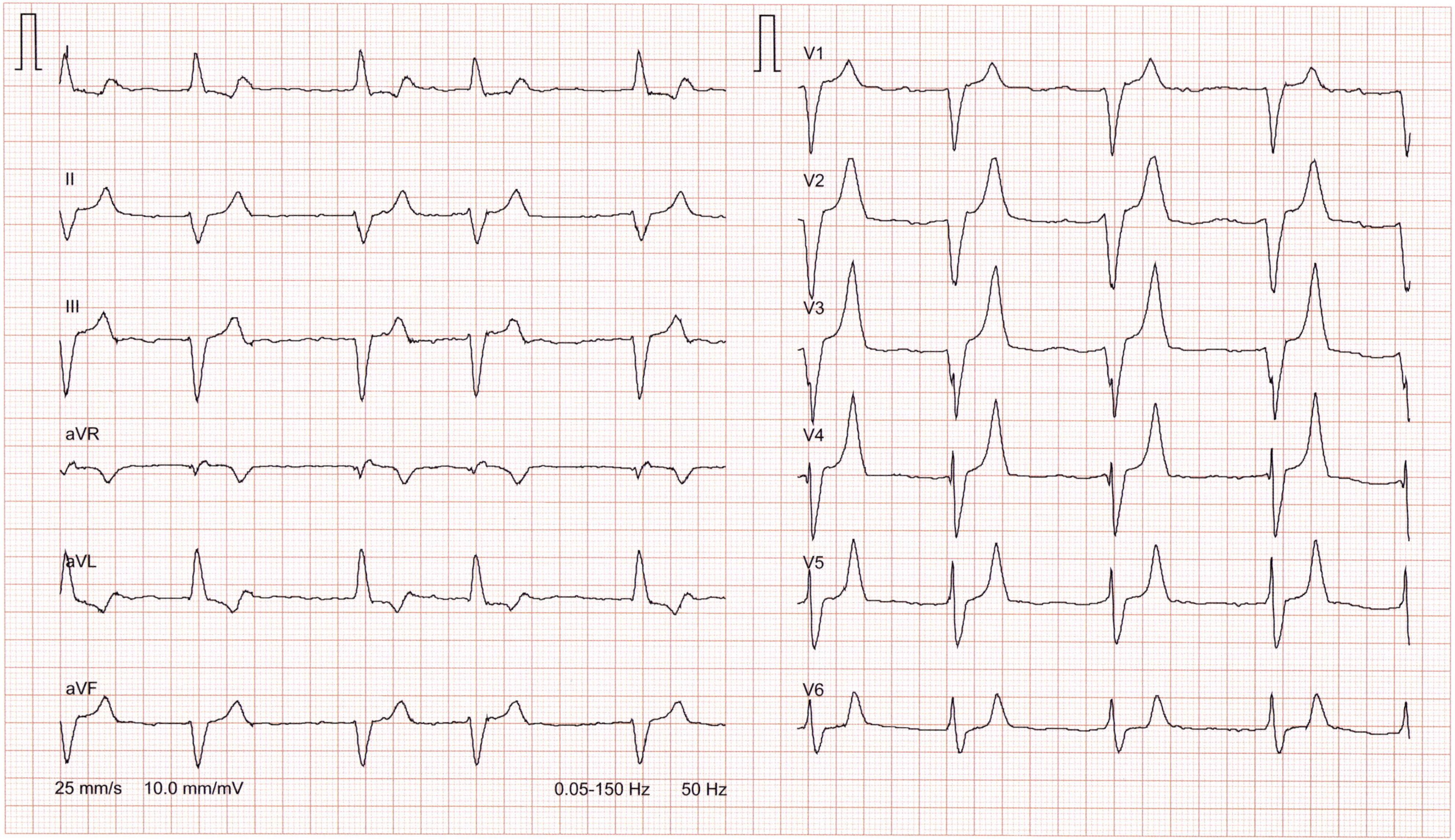
I
II
III
aVR
aVL
aVF
V1
V2
V3
V4
V5
V6
25 mm/s
10.0 mm/mV
0.05-150 Hz
50 Hz

Fall 13

Frau P. sucht die Notaufnahme aufgrund von Diarrhoe und zunehmender Kraftlosigkeit auf. In der klinischen Untersuchung finden sich deutliche Zeichen der Exsikkose im Sinne von trockenen Schleimhäuten, stehenden Hautfalten und eingefallenen Augen. Bei einer Bradykardie in der S_pO_2-Messung wird zusätzlich ein EKG durchgeführt und Ihnen vorgelegt.

1

Vitalparameter

- Blutdruck 94/65 mmHg, Puls 55 Schläge/Minute, S_pO_2 97% unter Raumluft

Lösung

2 Erster Eindruck

3 Interpretation

4 Unsicherheiten

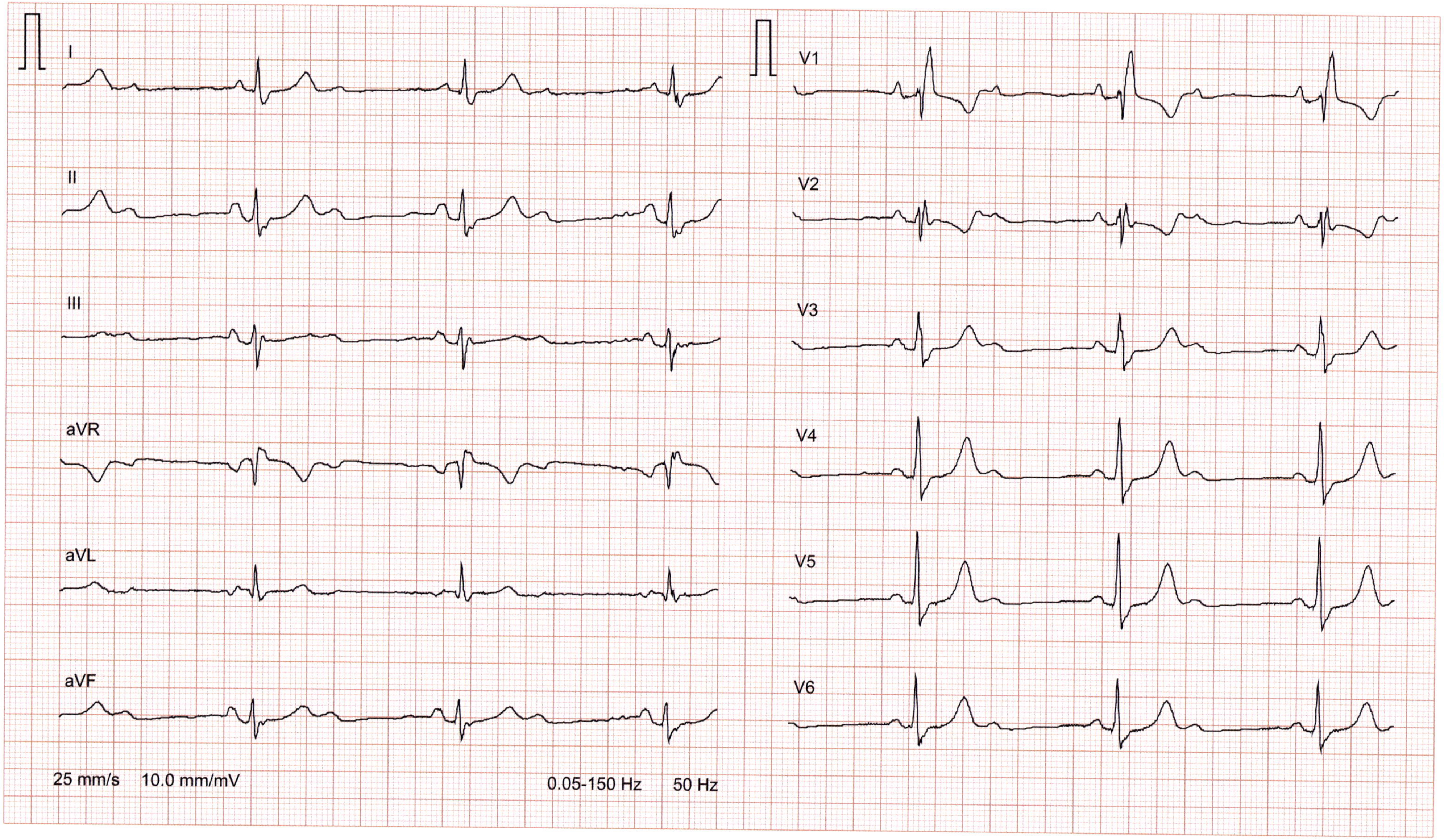
I
II
III
aVR
aVL
aVF
V1
V2
V3
V4
V5
V6
25 mm/s
10.0 mm/mV
0.05-150 Hz
50 Hz

Fall 14

Herr M. sucht Ihre Hausarztpraxis am Montagmorgen aufgrund von rezidivierenden Schwächeanfällen mit episodenartiger Kurzatmigkeit auf. Die Episoden lassen sich durch nichts provozieren und sind meist selbstlimitierend. Brustschmerzen werden verneint. Seit Samstagabend würden die Beschwerden anhaltend bestehen. Es kam zweimalig zu einem Kollaps ohne Bewusstseinsverlust. Herr M. ist 68 Jahre alt und nimmt aktuell Amlodipin und Aspirin ein.

1

Vitalparameter

- Blutdruck 148/89 mmHg, Puls 40 Schläge/Minute, S_pO_2 99% unter Raumluft

Lösung

2 Erster Eindruck

3 Interpretation

4 Unsicherheiten

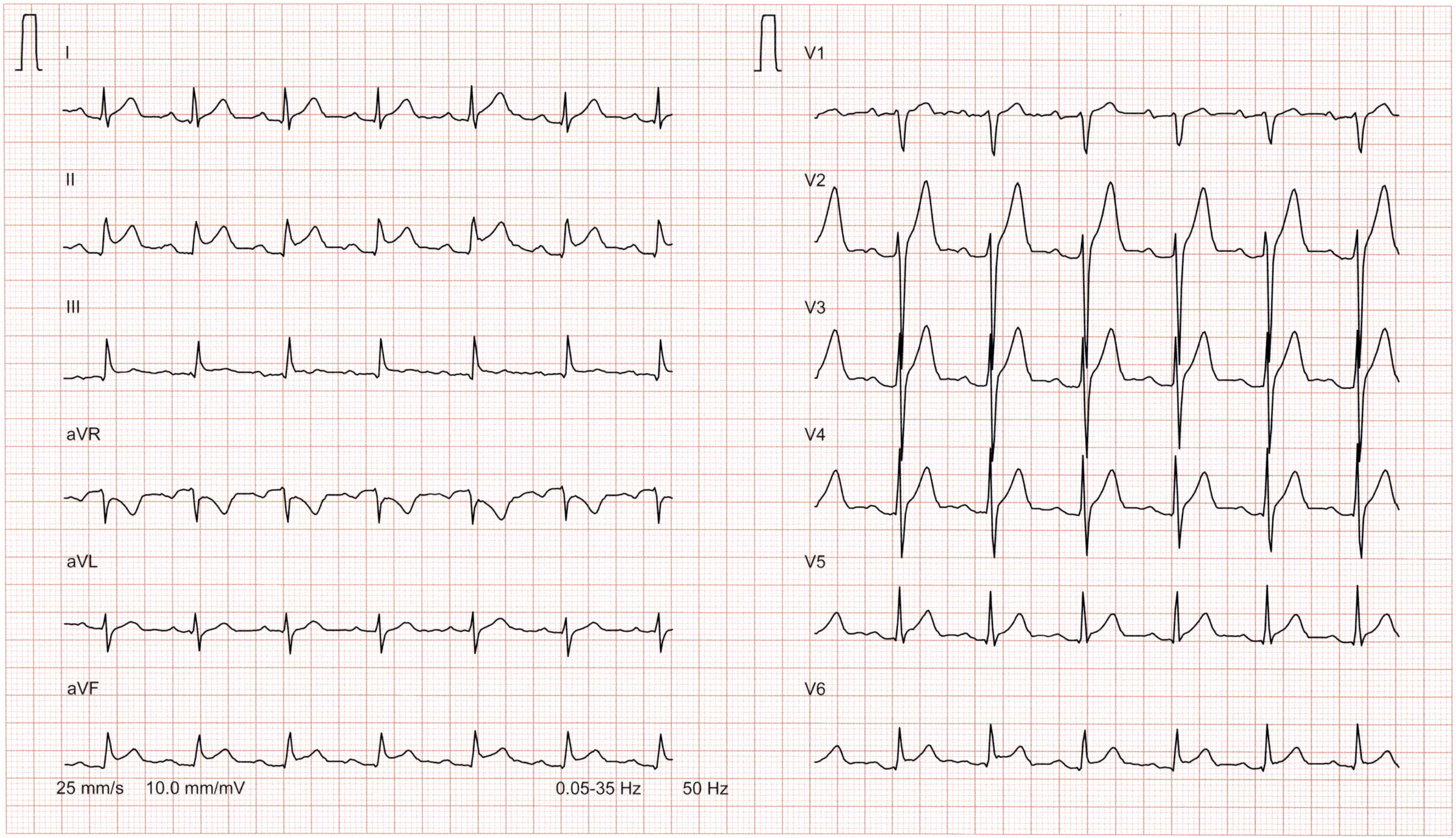
I
II
III
aVR
aVL
aVF
V1
V2
V3
V4
V5
V6
25 mm/s
10.0 mm/mV
0.05-35 Hz
50 Hz

Fall 15

Sie sind in einem ambulanten Hausarztzentrum tätig und begutachten Herrn K.: der 37 Jahre alte Patient war bis dato immer gesund und fit. Von einem grippalen Infekt vor zwei Wochen hat er sich jedoch noch immer nicht erholt. Trotz des Infektes war er weiter seinem Beruf als Programmierer nachgegangen, er habe versucht, sich im Büro zu schonen. Allerdings plagen ihn seit zwei Tagen stechende Brustschmerzen. Diese wären retrosternal lokalisiert, nicht belastungsabhängig, jedoch bewegungs- und lageabhängig.

Vitalparameter

- Blutdruck 124/74 mmHg, Puls 55 Schläge/Minute, S_pO_2 96% unter Raumluft

Lösung

1

2 Erster Eindruck

3 Interpretation

4 Unsicherheiten

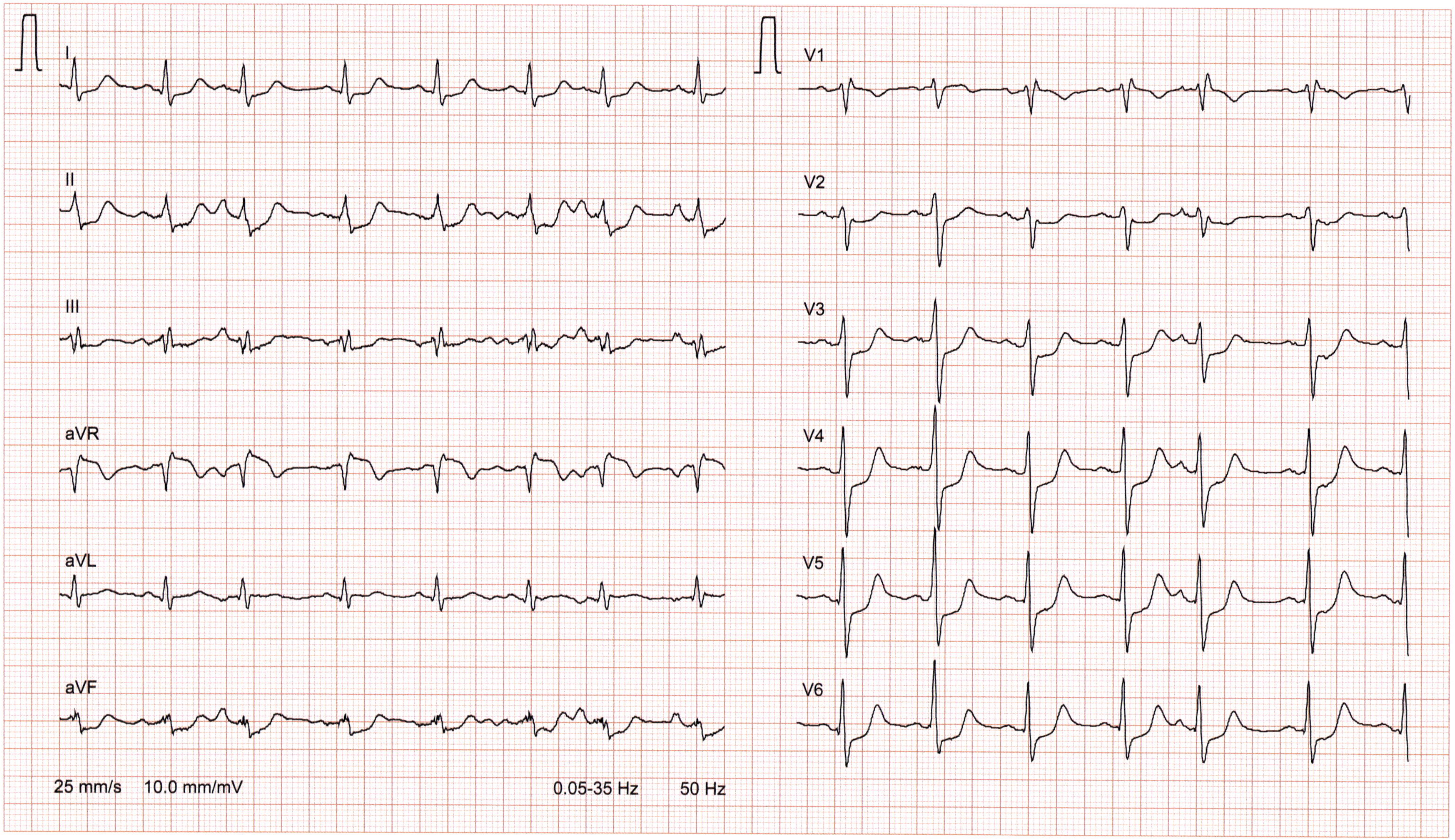
I
II
III
aVR
aVL
aVF
V1
V2
V3
V4
V5
V6
25 mm/s
10.0 mm/mV
0.05-35 Hz
50 Hz

Fall 16

Der Ehemann der 60-jährigen Frau B. alarmiert den Rettungsdienst, da seine Frau nach dem Mittagessen über stärkste thorakale Schmerzen klagt. Frau B. hat eine bekannte koronare Herzkrankheit mit Stentimplantation in die rechte Koronararterie vor acht Jahren. Weiters sind ein Insulinpflichtiger Typ 2 Diabetes, eine chronisch obstruktive Lungenerkrankung (COPD) und eine Osteoporose bekannt. Der Rettungsdienst trifft die Patientin vor Ort leblos auf dem Sofa liegend an. Im Erst-EKG zeigt sich ein Kammerflimmern. Der Rettungsdienst beginnt sofort mit der Reanimation. Sie treffen mit dem Notarzteinsatzfahrzeug ein, intubieren die Patientin und führen die Reanimation mit den Kollegen des Rettungsdienstes fort. Nach 15 Minuten hat die Patientin wieder Kreislauf. Sie leiten ein EKG ab, um es dem diensthabenden Kardiologen via Mobilfunk zu schicken.

Vitalparameter

- Blutdruck 97/59 mmHg, Puls 90 Schläge/Minute, S_pO_2 100% bei intubierter Patientin

Lösung

1

2 Erster Eindruck

3 Interpretation

4 Unsicherheiten

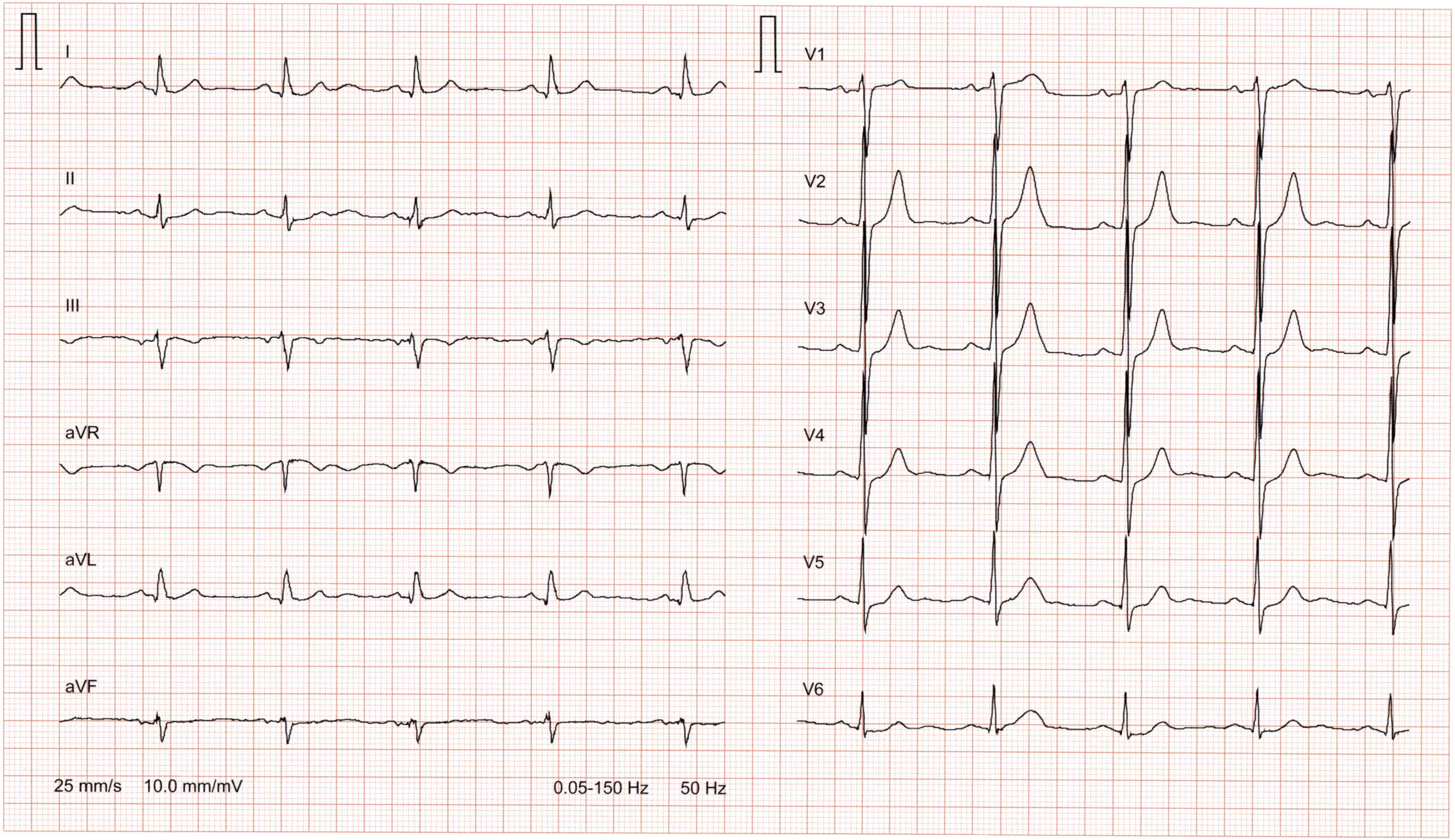
I
II
III
aVR
aVL
aVF
V1
V2
V3
V4
V5
V6
25 mm/s
10.0 mm/mV
0.05-150 Hz
50 Hz

Fall 17

Frau S. tritt geplant für eine Schulterarthroskopie ein. Die Patientin ist 54 Jahre alt und bis dato abgesehen von einer Hypercholesterinämie gesund. Im klinischen Status finden sich keine Auffälligkeiten, die Patientin gibt an, mehrere Stockwerke problemlos laufen zu können. Ihnen wird vom Kollegen der Orthopädie die Krankengeschichte inklusive EKG zur Durchsicht und OP-Freigabe ausgehändigt.

Vitalparameter

- Blutdruck 139/74 mmHg, Puls 66/Minute, S_pO_2 96% unter Raumluft

Lösung

1

2 Erster Eindruck

3 Interpretation

4 Unsicherheiten

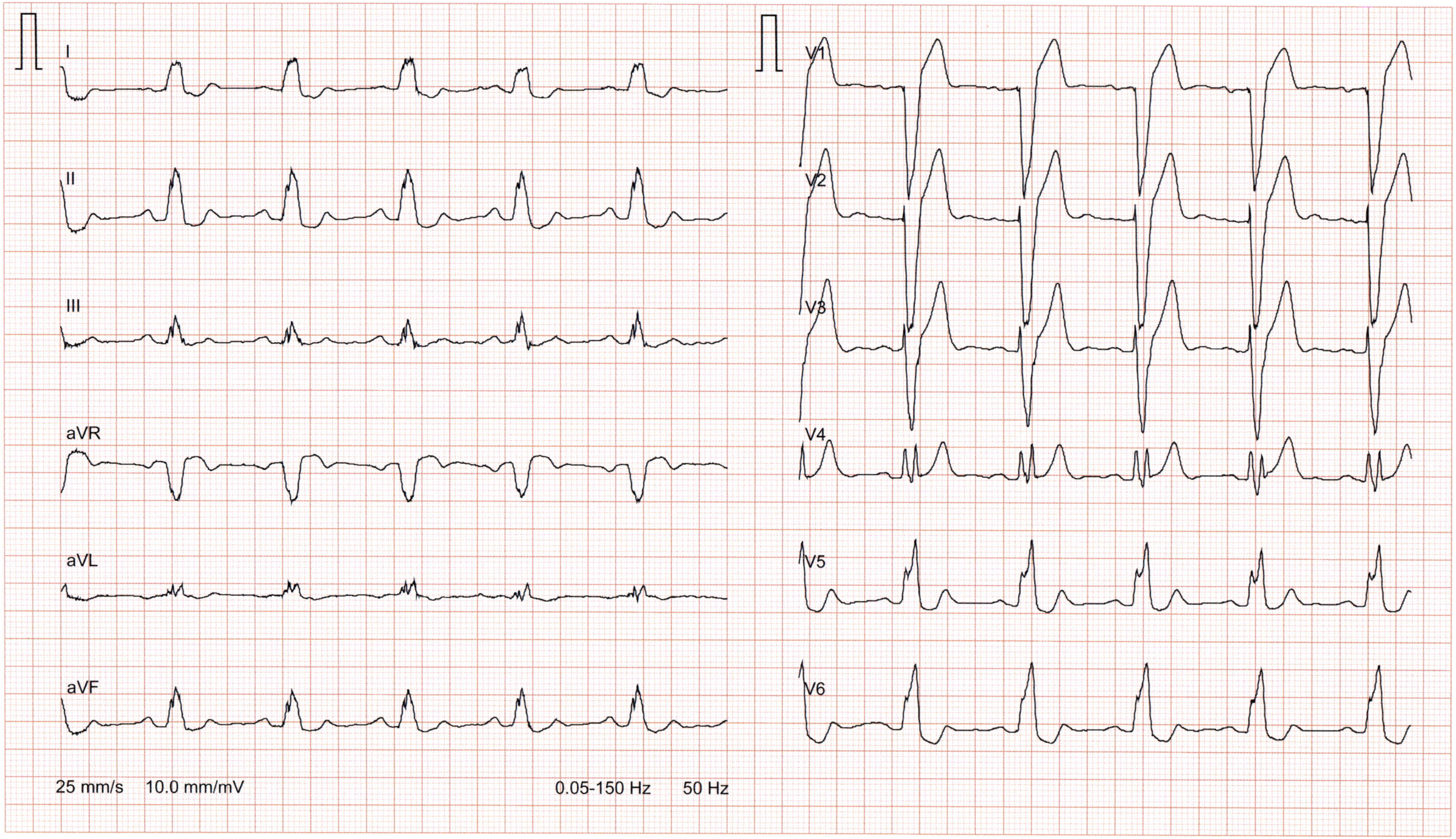
I
II
III
aVR
aVL
aVF
V1
V2
V3
V4
V5
V6
25 mm/s 10.0 mm/mV
0.05-150 Hz 50 Hz

Fall 18

In einem kardiologischen Rehabilitationszentrum führen Sie die Eintrittsuntersuchung bei Frau R. durch. Die Patientin erlitt vor zehn Tagen einen akuten Vorderwandinfarkt. Ein Verschluss des Ramus interventricularis anterior (RIVA) wurde mittels Herzkatheter wiedereröffnet und gestentet. Der postinterventionelle Verlauf gestaltete sich komplikationslos. Frau R. hat aktuell keine Brustschmerzen und ist bei Belastung noch etwas kurzatmig. Im klinischen Status finden sich keine Ödeme oder gestaute Halsvenen. Die Auskultation von Herz und Lunge ist unauffällig. Das Aufnahme-EKG in der Reha entspricht dem Entlassungs-EKG des Akutspitals.

Vitalparameter

- Blutdruck 145/76 mmHg, Puls 74 Schläge/Minute, S_pO_2 96% unter Raumluft

Lösung

1

2 Erster Eindruck

3 Interpretation

4 Unsicherheiten

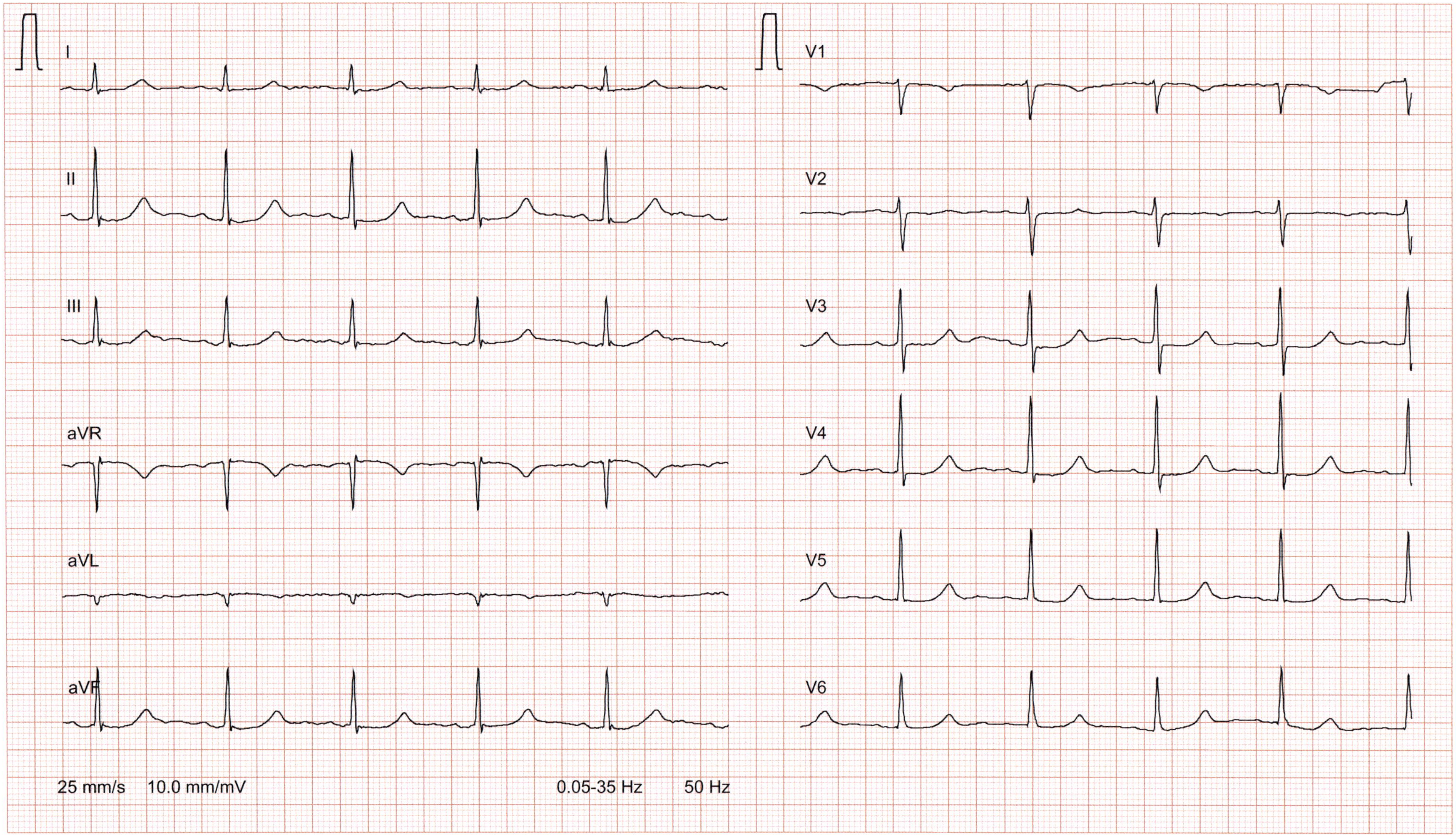
I
II
III
aVR
aVL
aVF
V1
V2
V3
V4
V5
V6
25 mm/s
10.0 mm/mV
0.05-35 Hz
50 Hz

Fall 19

Herr E. kommt heute in Ihre Praxis mit produktivem Husten und genereller Abgeschlagenheit. Aufgrund der Klinik und auskultatorisch feinblasiger Rasselgeräusche links basal suspizieren Sie eine atypische Pneumonie und planen eine orale antibiotische Therapie. Da Herr E. am Schalter auch über hustenabhängiges, thorakales Stechen geklagt hat, wurde auch ein EKG geschrieben. Herr E. beschreibt die Schmerzen als stechend und einschießend, am Rippenbogen entlang und nur beim Husten. Sonst habe er keine Brustschmerzen.

Vitalparameter

- Blutdruck 141/81 mmHg, Puls 65 Schläge/Minute, S_pO_2 96% unter Raumluft

Lösung

1

2 Erster Eindruck

3 Interpretation

4 Unsicherheiten

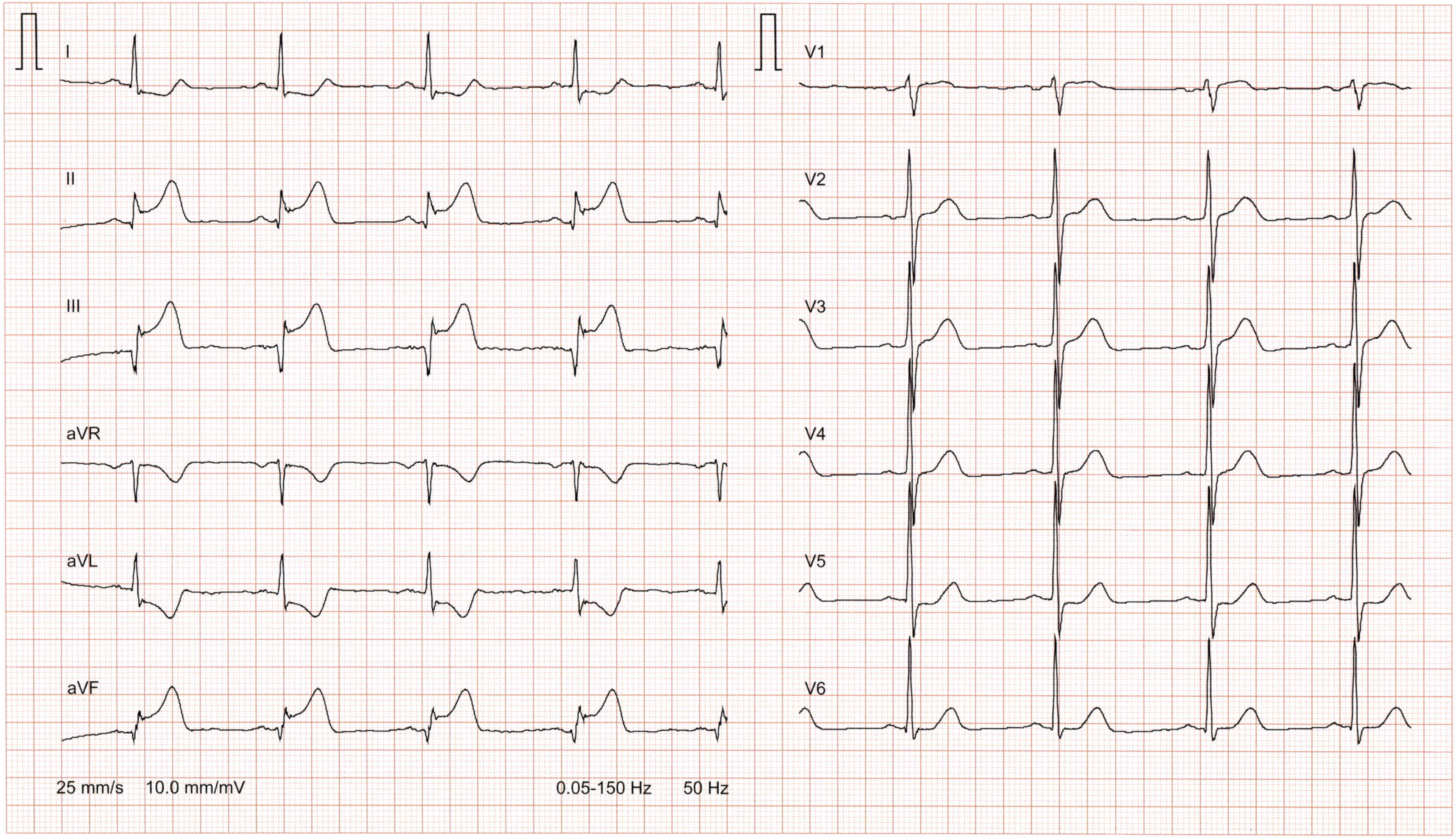
I
II
III
aVR
aVL
aVF
V1
V2
V3
V4
V5
V6
25 mm/s 10.0 mm/mV
0.05-150 Hz 50 Hz

Fall 20

1

Der 54-jährige Bauarbeiter Herr P. klagt bereits seit Arbeitsbeginn über Brustschmerzen bei körperlicher Belastung. In Ruhe verschwinden die Beschwerden wieder völlig. Am Nachmittag kommt es zu einer plötzlichen Schmerzverschlimmerung. Auch in Ruhe verschwindet der Schmerz nicht mehr. Sie treffen mit dem alarmierten Rettungsdienst kurze Zeit später ein und finden Herrn P. auf einer Schubkarre sitzend vor. Der Patient gibt an, dass der Brustschmerz der Stärke 7 der visuellen Analogskala entspreche. Er nehme Tabletten gegen Bluthochdruck und rauche seit 30 Jahren eine halbe Packung Zigaretten pro Tag.

Vitalparameter

- Blutdruck 124/74 mmHg, Puls 54 Schläge/Minute, S_pO_2 96% unter Raumluft

Lösung

2 Erster Eindruck

3 Interpretation

4 Unsicherheiten

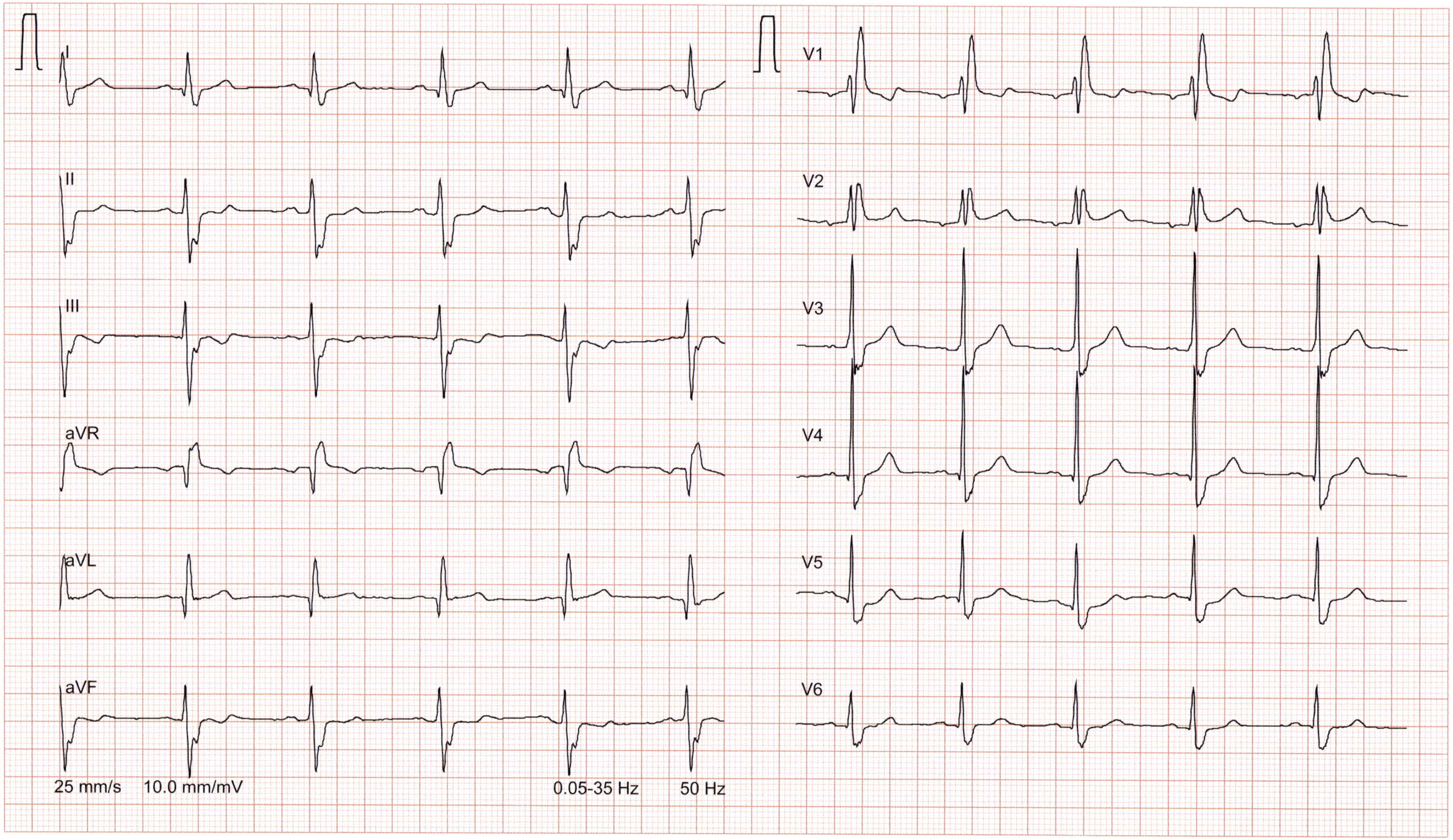
I
II
III
aVR
aVL
aVF
V1
V2
V3
V4
V5
V6
25 mm/s
10.0 mm/mV
0.05-35 Hz
50 Hz

Fall 21

1

Der 41-jährige Herr B. kommt in Ihre Praxis zur Vorsorgeuntersuchung. Bis dato ist er vollständig gesund, beschwerdefrei, nimmt keine regelmäßigen Medikamente ein und war noch nie stationär im Krankenhaus. Er ist Nichtraucher seit 3 Jahren, zuvor rauchte er 10 Jahre eine halbe Packung Zigaretten pro Tag. Es sind keine Herzerkrankungen bei ihm oder in der Familie bekannt. Neben der körperlichen Untersuchung wird auch ein EKG durchgeführt.

Vitalparameter

- Blutdruck 118/69 mmHg, Puls 67 Schläge/min, S_pO_2 99%

Lösung

2 Erster Eindruck

3 Interpretation

4 Unsicherheiten

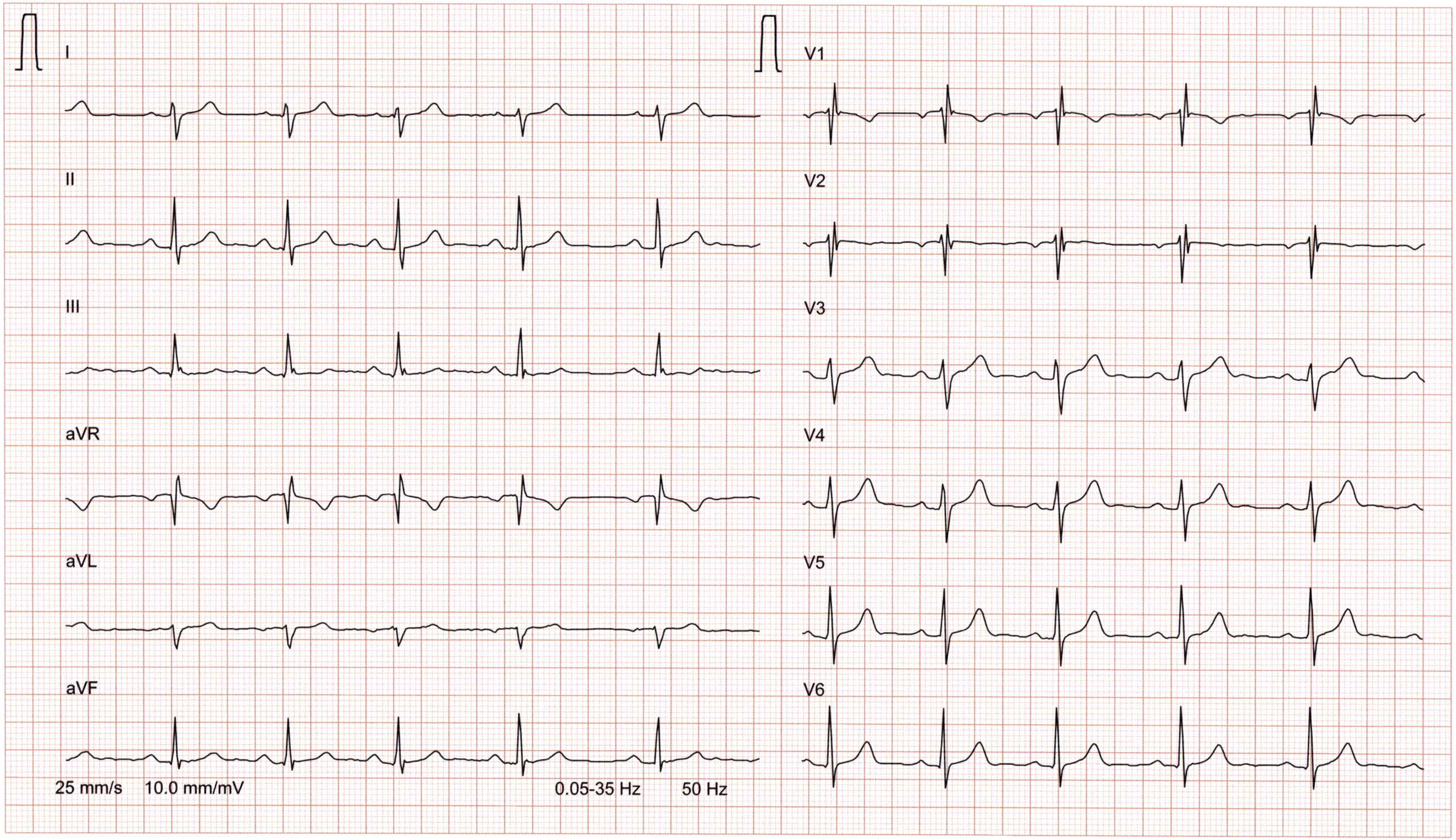
I
II
III
aVR
aVL
aVF
25 mm/s
10.0 mm/mV
0.05-35 Hz
50 Hz
V1
V2
V3
V4
V5
V6

Fall 22

Sie haben im Rahmen eines betriebsärztlichen Dienstes Sprechstunde in einer großen Autofabrik. Es sucht Sie der 21-jährige Herr V. auf. Er habe gestern im Fernsehen eine Sendung über Herzerkrankungen gesehen und habe nach dieser Sendung bemerkt, dass sein Puls nicht immer rhythmisch ist. Er ist nun etwas beunruhigt und wünscht die Durchführung einer Herzuntersuchung. Herr V. raucht seit 5 Jahren 10–15 Zigaretten pro Tag, betreibt regelmäßig Sport und hat sonst keine Beschwerden.

Vitalparameter

- Blutdruck 137/79 mmHg, Puls 70 Schläge/Minute, S_pO_2 97% unter Raumluft

Lösung

1

2 Erster Eindruck

3 Interpretation

4 Unsicherheiten

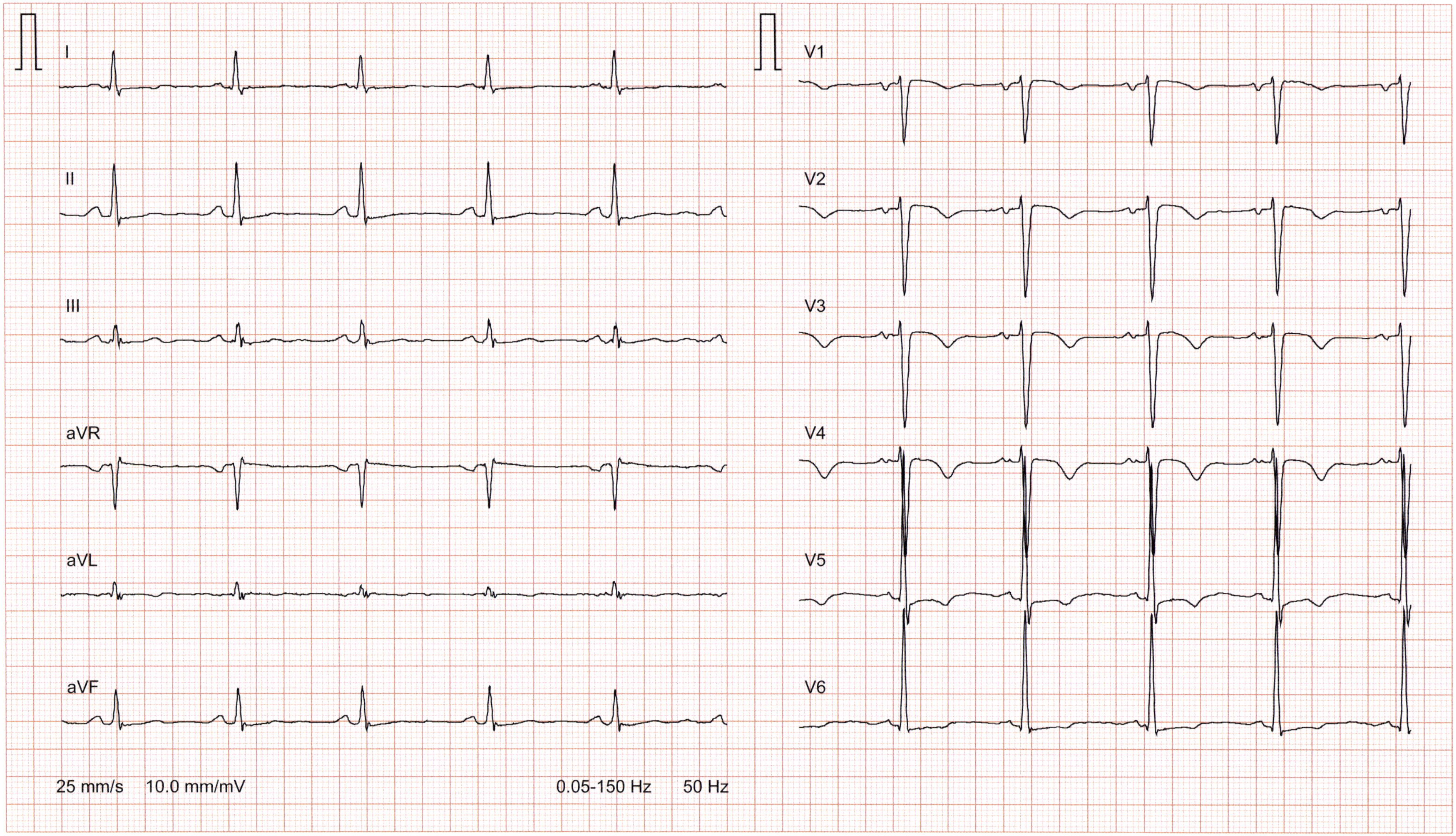
I
II
III
aVR
aVL
aVF
V1
V2
V3
V4
V5
V6
25 mm/s
10.0 mm/mV
0.05-150 Hz
50 Hz

Fall 23

1

Die 68-jährige Frau G. raucht seit über dreißig Jahren eine Packung Zigaretten pro Tag. Vor zwei Jahren wurde eine chronisch obstruktive Lungenerkrankung COPD Gold 2A diagnostiziert. Sie ist unter inhalativer Therapie aktuell beschwerdefrei. Seit zwei Tagen klagt sie jedoch über neu aufgetretenes thorakales Druckgefühl mit Ausstrahlung ins Epigastrium. Sie sucht deshalb Ihre Praxis auf.

Vitalparameter

- Blutdruck 148/74 mmHg, Puls 67 Schläge/Minute, S_pO_2 99% unter Raumluft

Lösung

2 Erster Eindruck

3 Interpretation

4 Unsicherheiten

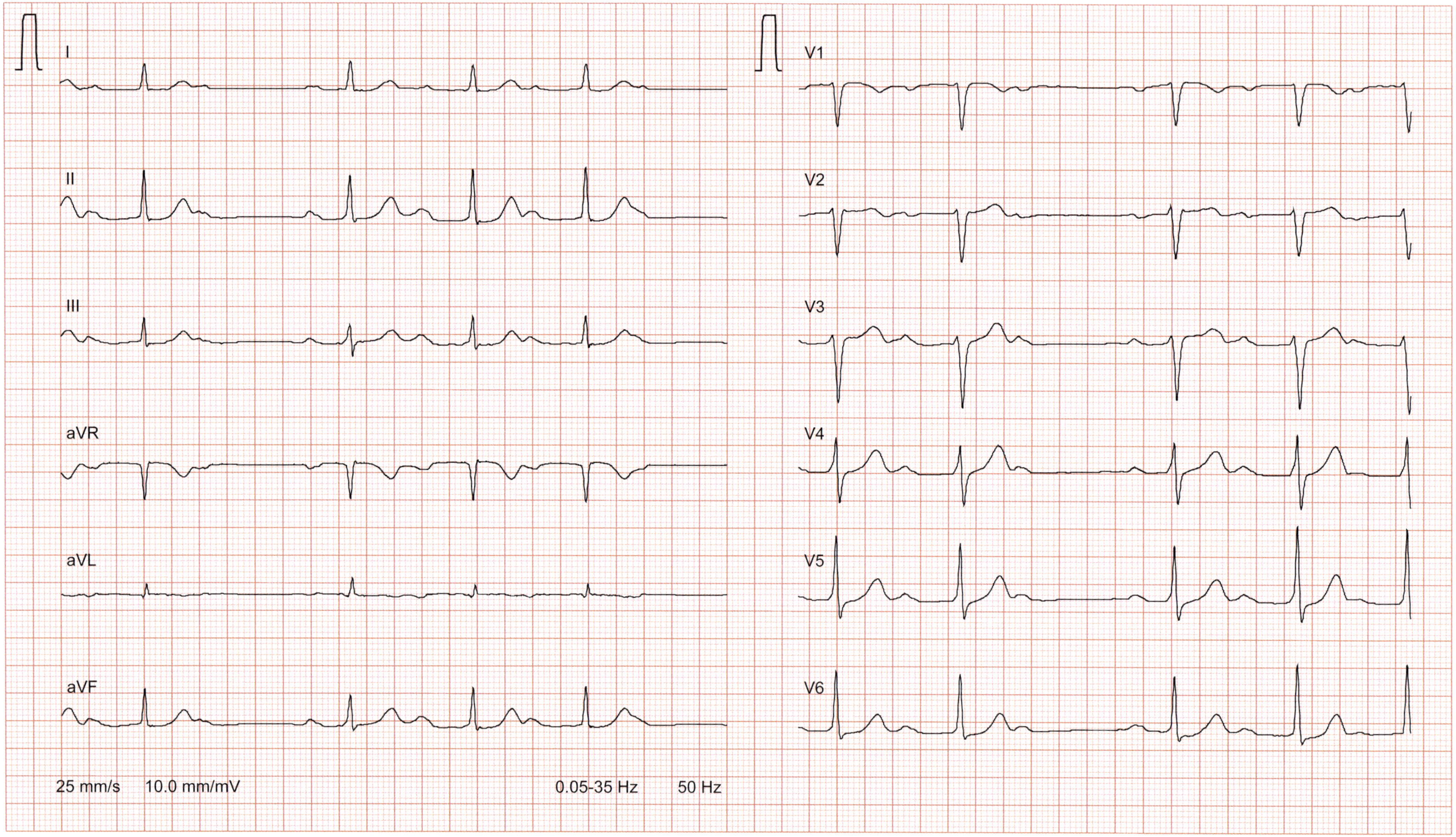
I
II
III
aVR
aVL
aVF
V1
V2
V3
V4
V5
V6
25 mm/s
10.0 mm/mV
0.05-35 Hz
50 Hz

Fall 24

Herr J. ist mit seinem Hund in einem Supermarkt für den Wochenendeinkauf unterwegs. Eine Supermarktangestellte hört einen dumpfen Knall und anschließend lautes Hundegebell aus einer Regalreihe. Dort findet sie Herrn J. bewusstlos auf dem Boden liegend. Bei Ihrem Eintreffen mit dem Rettungsdienst sitzt der Patient von einer Supermarktangestellten gestützt auf dem Boden und klagt über Schwindel. Eine Platzwunde auf der Stirn ist notdürftig verbunden, Herr J. hat eine Erinnerungslücke für den Kollaps und Stuhl und Harn verloren. Als er vor Ihrem Eintreffen aufstehen wollte, war er erneut synkopiert und für eine halbe Minute bewusstlos gewesen. Herr J. hat vor zehn Jahren einen Herzinfarkt erlitten und nimmt Tabletten gegen Bluthochdruck ein.

1

Vitalparameter

- Blutdruck 178/88 mmHg, Puls 55 Schläge/Minute, S_pO_2 96% unter Raumluft

Lösung

2 Erster Eindruck

3 Interpretation

4 Unsicherheiten

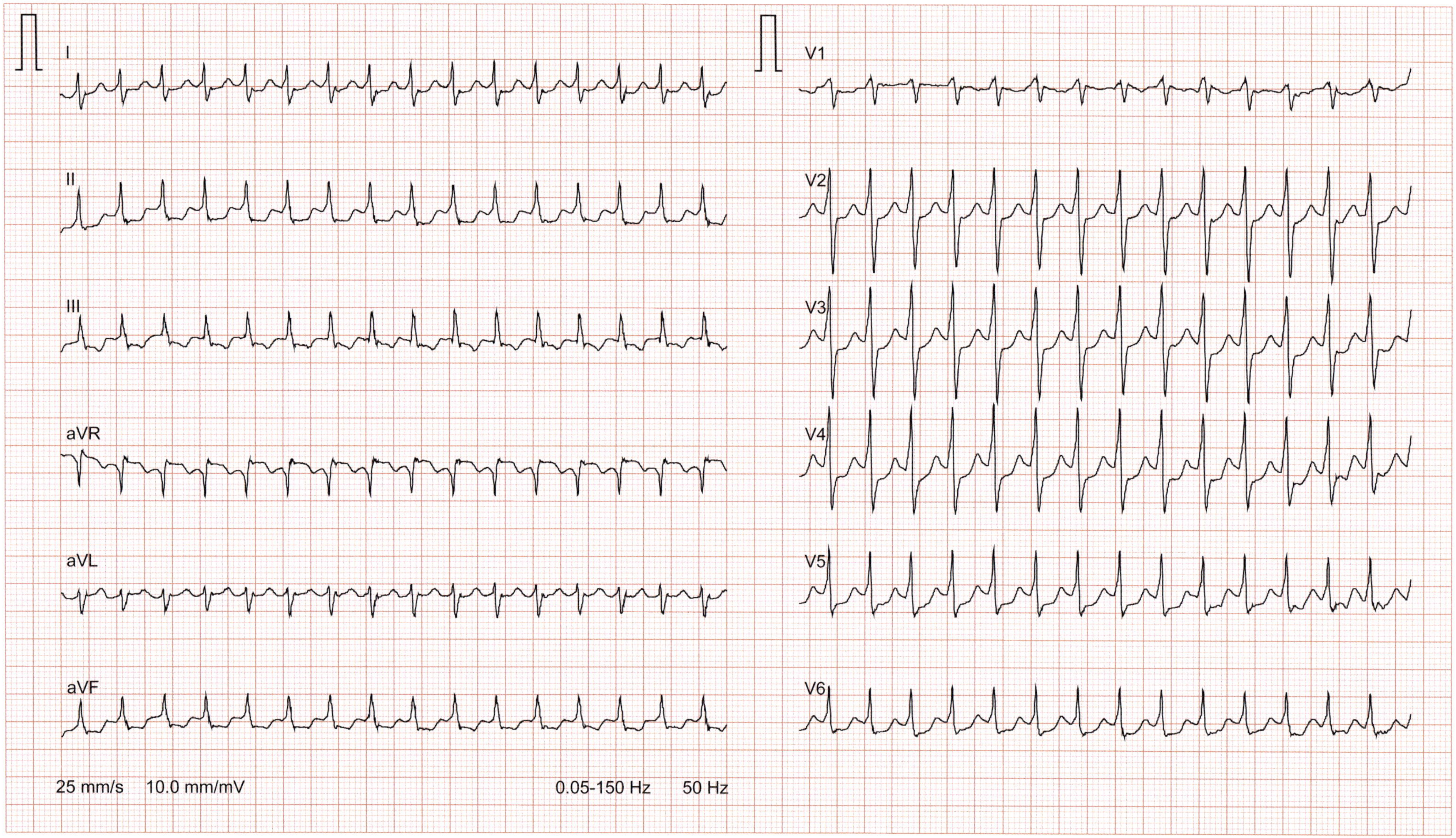
I
II
III
aVR
aVL
aVF
V1
V2
V3
V4
V5
V6
25 mm/s 10.0 mm/mV
0.05-150 Hz 50 Hz

Fall 25

Frau V. alarmiert den Rettungsdienst, da sie während ihrer Büroarbeit plötzlich über Herzrasen klagt. Die 22-jährige habe solch eine Episode bereits zweimal erlebt, jedoch ist die aktuelle Episode viel stärker und von Angst und Atemnot begleitet. Der Rettungsdienst transportiert die Patientin nach Vorankündigung auf die Notaufnahme, auf der Sie heute Dienst haben.

1

Vitalparameter

- Blutdruck 154/64 mmHg, Puls 200 Schläge/Minute, S_pO_2 100% unter Raumluft

Lösung

2 Erster Eindruck

3 Interpretation

4 Unsicherheiten

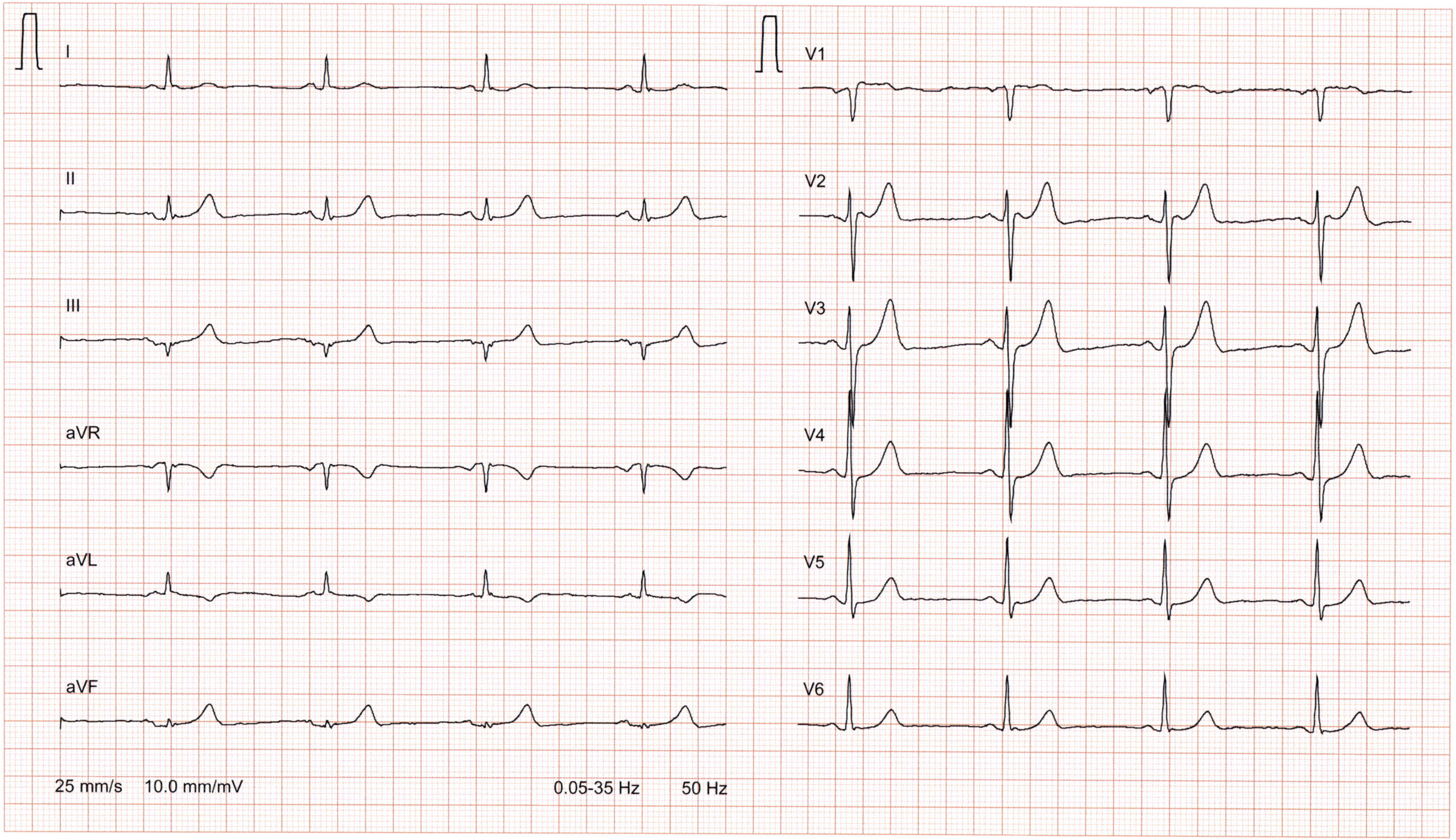
I
II
III
aVR
aVL
aVF
V1
V2
V3
V4
V5
V6
25 mm/s
10.0 mm/mV
0.05-35 Hz
50 Hz

Fall 26

Herr N. ist bei Ihnen seit vielen Jahren in der Hausarztpraxis Patient. Bis dato waren es vor allem respiratorische Infekte, kleine Traumata und Vorsorgeuntersuchungen, die Herrn N. zu Ihnen geführt haben. Heute sucht der rüstige 82-jährige Patient Sie jedoch wegen einer Episode von thorakalem Engegefühl auf. Die Beschwerden wären in der Früh aufgetreten und hatten für eine knappe halbe Stunde angehalten. Danach war Herr N. wieder beschwerdefrei. Er nimmt aufgrund einer transitorischen ischämischen Attacke (TIA) Atorvastatin und Aspirin ein und ist seit zehn Jahren Nichtraucher. Aufgrund einer COPD Stadium GOLD 2A inhaliert er täglich. Die körperliche Untersuchung ist unauffällig. Laborchemisch findet sich ein erhöhter Troponinwert und eine erhöhte CK.

Vitalparameter

- Blutdruck 125/68 mmHg, Puls 52 Schläge/Minute, S_pO_2 92% unter Raumluft

Lösung

1

2 Erster Eindruck

3 Interpretation

4 Unsicherheiten

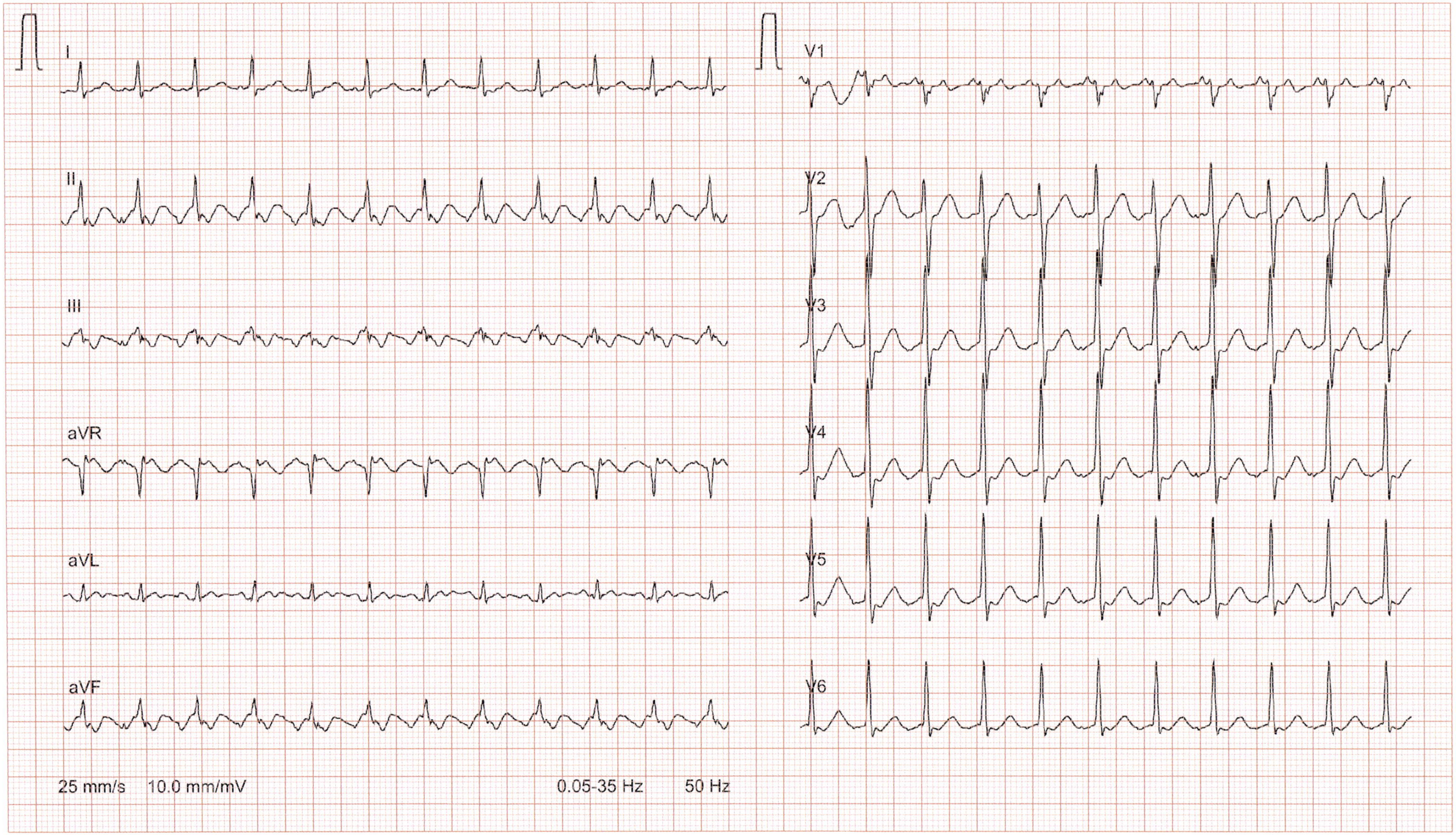
I
II
III
aVR
aVL
aVF
V1
V2
V3
V4
V5
V6
25 mm/s
10.0 mm/mV
0.05-35 Hz
50 Hz

Fall 27

Frau L. wurde vor zwei Tagen aufgrund einer kardialen Dekompensation auf Ihre Station aufgenommen. Unter diuretischer Therapie und Trinkmengenbeschränkung kommt es zu einer progredienten Verbesserung der klinischen Beschwerden. Am späteren Nachmittag klingelt die Patientin. Sie fühle sich wieder schlechter, habe Herzstolpern und auch ein leichtes Engegefühl im Brustkorb. Die Pflegerin ruft Sie hinzu, palpatorisch tasten Sie einen schnellen, rhythmischen Puls.

1

Vitalparameter

- Blutdruck 145/84 mmHg, Puls 140 Schläge/Minute, S_pO_2 93% unter Raumluft

Lösung

2 Erster Eindruck

3 Interpretation

4 Unsicherheiten

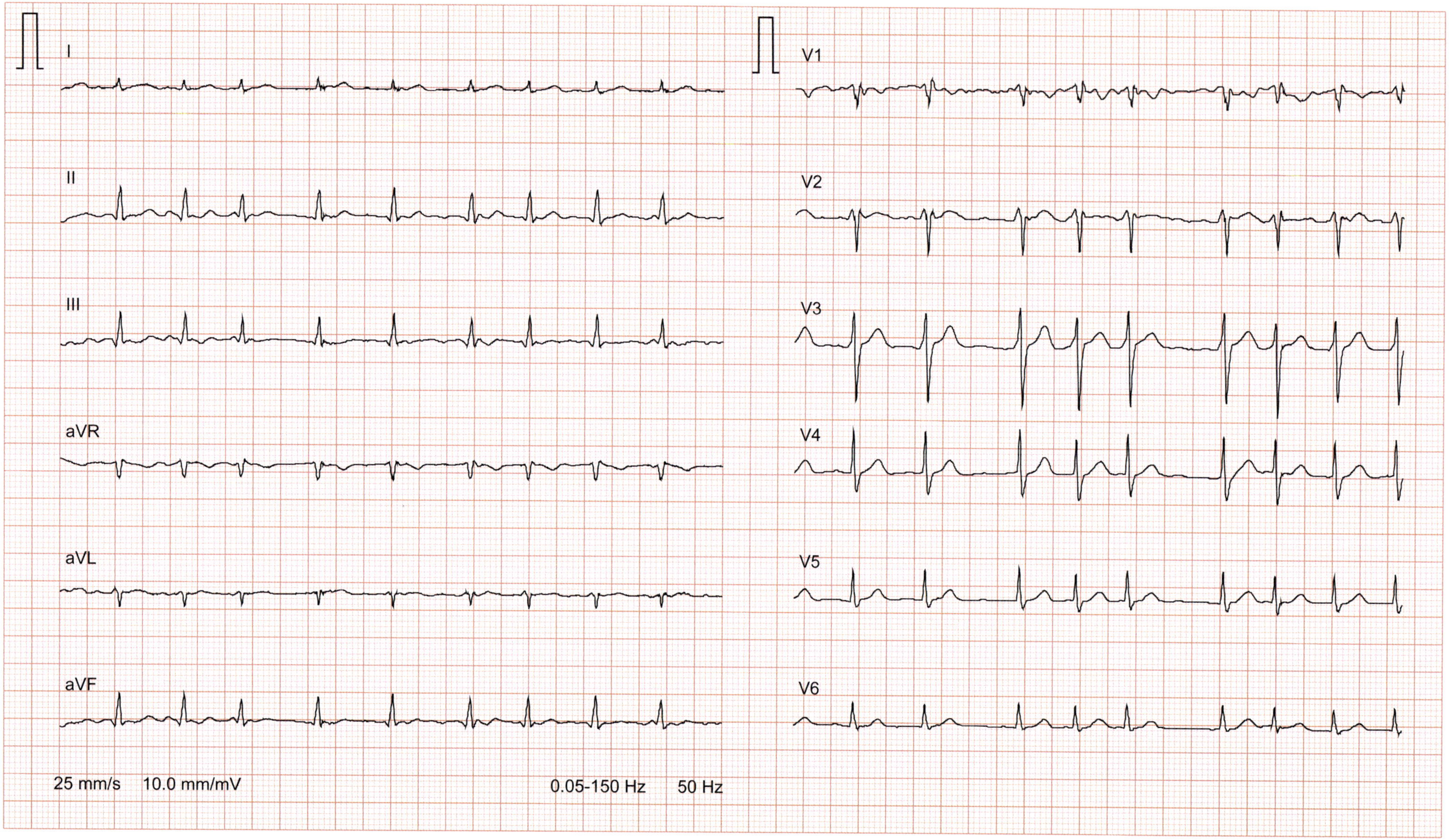
I
II
III
aVR
aVL
aVF
V1
V2
V3
V4
V5
V6
25 mm/s
10.0 mm/mV
0.05-150 Hz
50 Hz

Fall 28

Der 56 Jahre alte Herr M. klagt seit mehreren Tagen über vermehrte Atemnot und einen Leistungsknick. Aufgrund einer Hypertonie nimmt er einen ACE-Hemmer und ein Thiaziddiuretikum ein, nach einer Koronarangiographie mit Stenting der rechten Koronararterie vor drei Jahren nimmt er zusätzlich aktuell noch Aspirin und ein Statin ein. Zusätzlich trat mit der Atemnot auch ein leichtes thorakales Druckgefühl auf. Herr M. sucht aufgrund dieser Beschwerden Ihre Praxis auf. Bereits im Wartezimmer fällt eine beschleunigte Atmung auf.

Vitalparameter

- Blutdruck 141/68 mmHg, Puls 121 Schläge/Minute, S_pO_2 96% unter Raumluft

Lösung

1

2 Erster Eindruck

3 Interpretation

4 Unsicherheiten

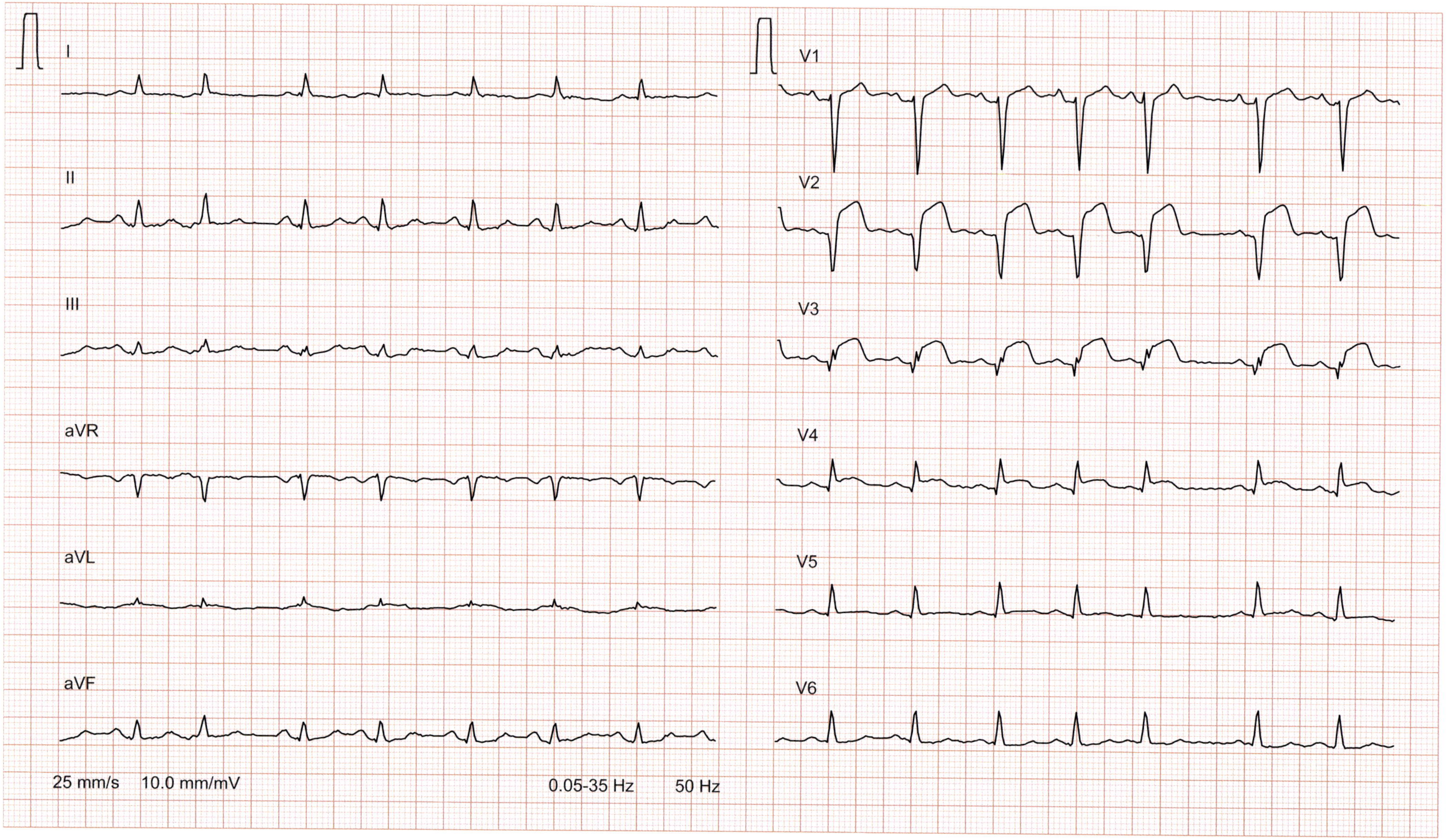
I
II
III
aVR
aVL
aVF
V1
V2
V3
V4
V5
V6
25 mm/s
10.0 mm/mV
0.05-35 Hz
50 Hz

Fall 29

Herr Q. leidet an einer koronaren Herzkrankheit. Vor zwei Jahren war eine submaximale Stenose im Ramus interventricularis anterior mittels Stentimplantation behandelt worden, ein Myokardinfarkt war bis dato nicht aufgetreten. Der 45-jährige Diabetiker hat seit damals zwar seine Medikamente regelmäßig eingenommen, er raucht jedoch weiterhin. Ein vormals sehr schlecht eingestellter Blutdruck konnte mittlerweile mit einer dreifachen Medikamentenkombination eingestellt werden. Herr Q. wird jetzt von seinen Angehörigen auf die Notaufnahme gebracht, da er seit zwei Stunden über akute, stärkste Brustschmerzen klagt. Die Schmerzen wären fast gleich wie vor dem Herzkatheter vor zwei Jahren. Sie übernehmen Herrn Q., lassen ihn umgehend an einen Monitor anschließen und ein 12-Kanal-EKG schreiben.

1

Vitalparameter

- Blutdruck 157/74 mmHg, Puls 98 Schläge/Minute, S_pO_2 94% unter Raumluft

Lösung

2 **Erster Eindruck**

3 **Interpretation**

4 **Unsicherheiten**

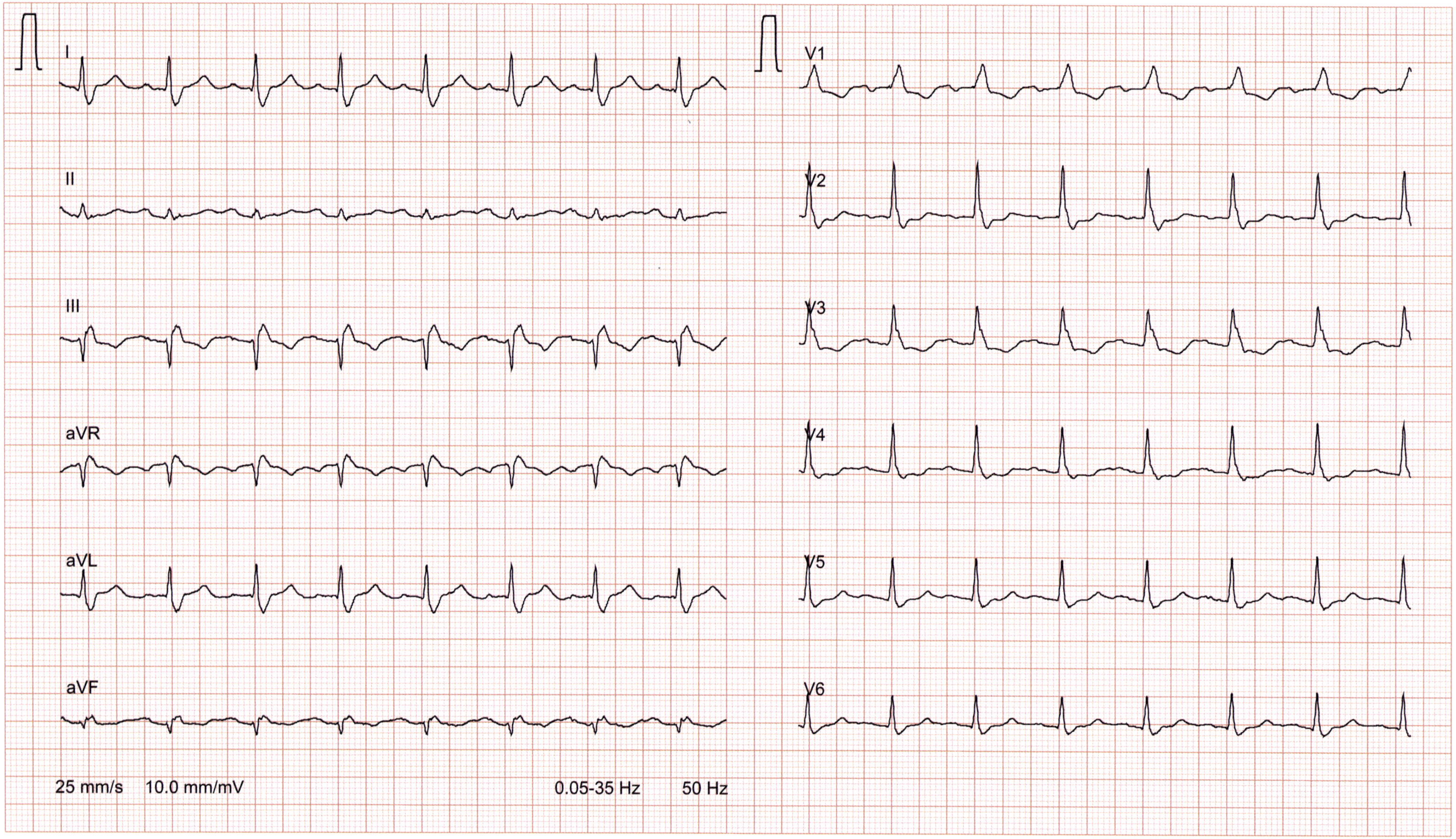
I
II
III
aVR
aVL
aVF
V1
V2
V3
V4
V5
V6
25 mm/s
10.0 mm/mV
0.05-35 Hz
50 Hz

Fall 30

In der Nachtschicht werden Sie von einem Kollegen der Chirurgie wegen einer Zweitmeinung zu einem EKG kontaktiert. Auf seiner Bettenstation liegt Herr G., der vor zwei Tagen eine neue Hüfte implantiert bekommen hat. Heute Abend klagte der Patient nach dem Toilettengang über thorakalen Druck und Kurzatmigkeit. Nur unter 5 l/min Sauerstoff via Maske kann die S_pO_2 über 95% gesteigert werden. Dem Kollegen der Chirurgie kommt das EKG nicht in Ordnung vor.

Vitalparameter

- Blutdruck 107/69 mmHg, Puls 102 Schläge/Minute, S_pO_2 77% unter Raumluft, unter 5 l Sauerstoff bei 94%

Lösung

1

2 Erster Eindruck

3 Interpretation

4 Unsicherheiten

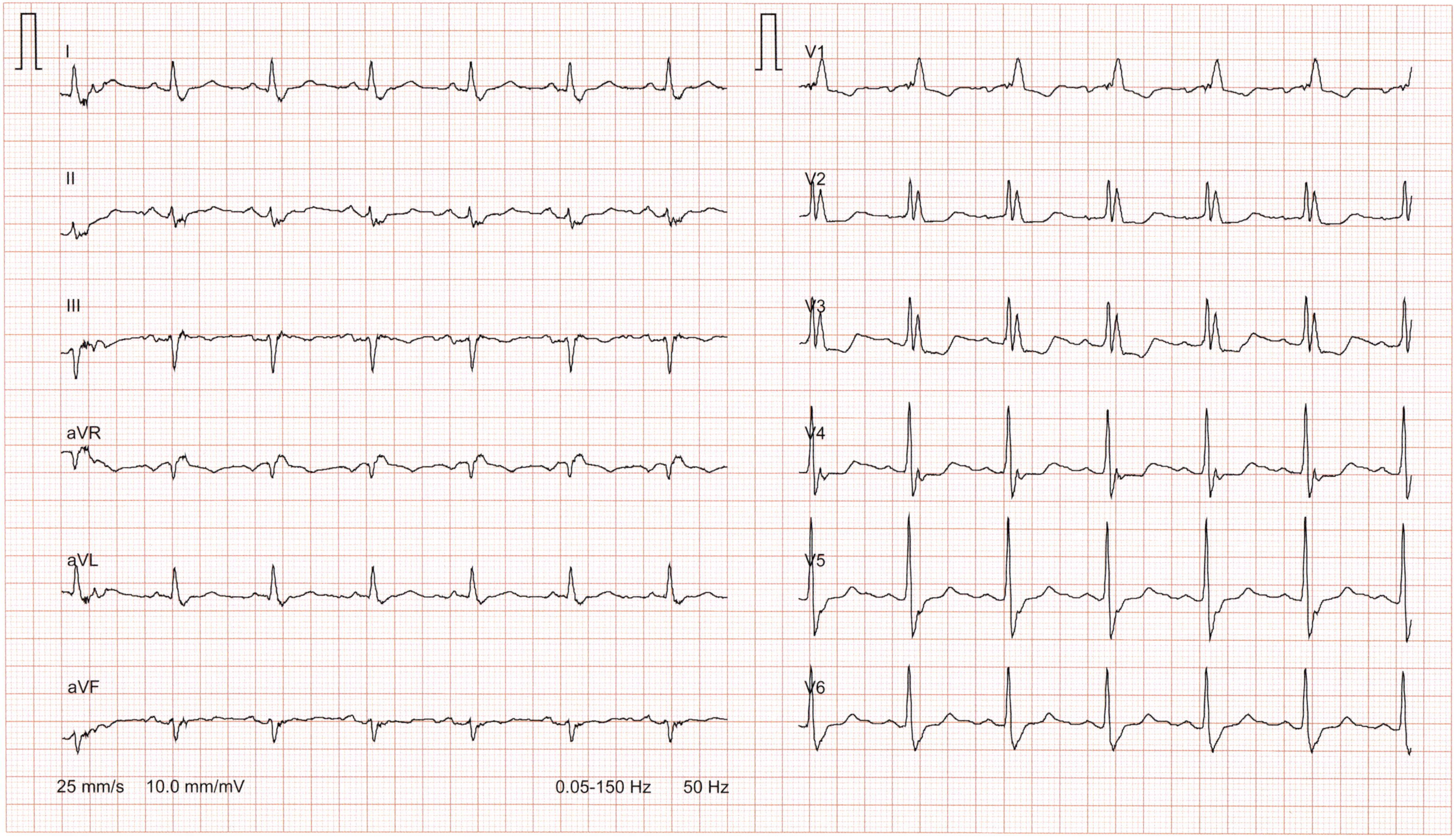
I
II
III
aVR
aVL
aVF
V1
V2
V3
V4
V5
V6
25 mm/s 10.0 mm/mV 0.05-150 Hz 50 Hz

Fall 31

Bei Frau T. wurde vor drei Wochen ein Mammakarzinom in der linken Brust diagnostiziert. Der Tumor wurde mittlerweile operativ entfernt und nun wird eine adjuvante Chemotherapie mit Taxan und Trastuzumab geplant. Aufgrund der potentiellen Kardiotoxizität dieser Therapie wird Frau T. an das kardiologische Ambulatorium für eine Echokardiographie überwiesen. Die 54-jährige Patientin präsentiert sich bei Ihnen in gutem Allgemeinzustand und ist bis auf bewegungsabhängige Thoraxschmerzen im OP-Gebiet subjektiv beschwerdefrei. Bis dato sind keine Herzerkrankungen bekannt. Neben einer Echokardiographie wird auch ein EKG durchgeführt und Ihnen zur Befundung vorgelegt.

Vitalparameter

- Blutdruck 127/74 mmHg, Puls 66 Schläge/Minute, S_pO_2 94% unter Raumluft

Lösung

1

2 Erster Eindruck

3 Interpretation

4 Unsicherheiten

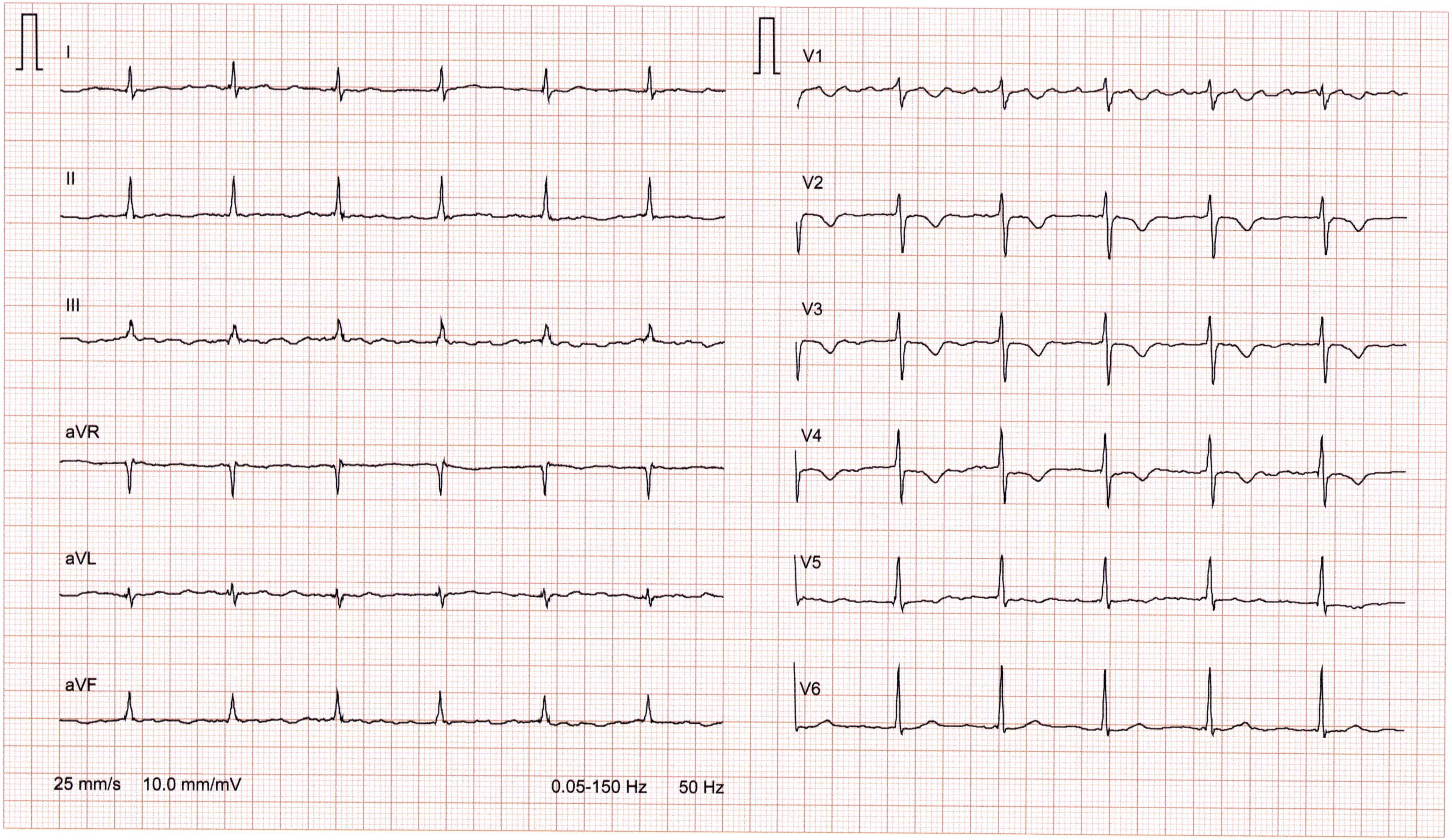
I
II
III
aVR
aVL
aVF
V1
V2
V3
V4
V5
V6
25 mm/s
10.0 mm/mV
0.05-150 Hz
50 Hz

Fall 32

Sie haben Dienst auf der Notaufnahme, Frau P. wird Ihnen vom Rehabilitationszentrum per Telefon angekündigt: Die Patientin ist aktuell in einer Rehabilitation nach schwerer Pneumonie mit Intensivaufenthalt. Die Patientin habe heute beim Mittagessen über rezidivierende Brustschmerzen geklagt, welche auf Nitroglycerin besser wurden. Ein qualitativer Troponin-Schnelltest beim Arzt der Rehaklinik war positiv. Die Patientin wird zur weiteren Abklärung hinsichtlich einer Myokardischämie per Rettungsdienst zugewiesen. Weitere Details kann der Kollege aktuell nicht nennen, er kenne die Patientin auch nur rudimentär. Er schickt Unterlagen und ein aktuelles EKG per E-Mail an Sie.

Vitalparameter

- Blutdruck 135/81 mmHg, Puls 64 Schläge/Minute, S_pO_2 96% unter Raumluft

Lösung

1

2 Erster Eindruck

3 Interpretation

4 Unsicherheiten

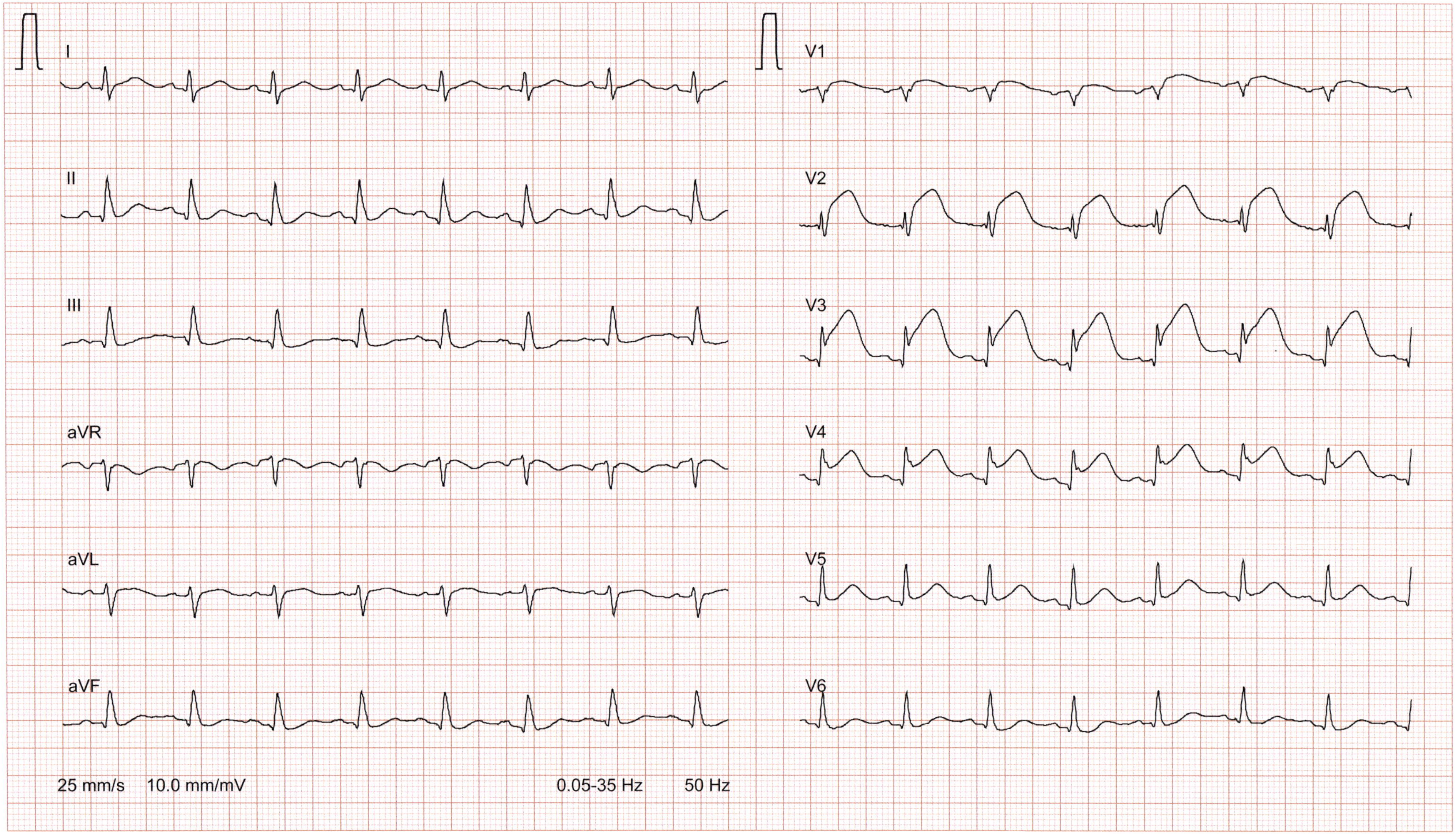
I
II
III
aVR
aVL
aVF
V1
V2
V3
V4
V5
V6
25 mm/s 10.0 mm/mV
0.05-35 Hz 50 Hz

Fall 33

1

Sie fahren nach dem Weihnachtsnachtdienst in der Früh mit dem Bus nach Hause. Als Sie bei Ihrer Haltestelle aus dem Bus steigen, fällt Ihnen eine ältere Dame auf, die leicht nach vorne gekrümmt in der Bushaltestelle auf der anderen Straßenseite steht und schwer atmet. Sie überqueren die Straße und sprechen die Dame an. Auf Nachfrage gibt Frau L. an, seit heute früh Brustschmerzen zu haben und jetzt mit dem Bus ins Spital fahren zu wollen. Der Schmerz strahle in den Kiefer und den Oberarm aus. Ausserdem hätte sie zunehmend Atmenot. Sie verständigen den Rettungsdienst und bleiben bei der Frau. Als der Rettungswagen sich hörbar nähert verdreht Frau L. plötzlich die Augen und fällt Ihnen leblos in die Arme. Bei fehlendem Carotispuls und Schnappatmung beginnen Sie umgehend mit einer Reanimation. Der Rettungswagen trifft kurz nach dem Kollaps ein. Die Sanitäter unterstützen Sie bei der Reanimation und führen eine Defibrillation bei Kammerflimmern durch. Danach erwacht die Patientin rasch wieder und klagt weiter über Brustschmerzen. Der mitalarmierte Notarzt trifft kurz darauf ein und leitet ein EKG ab.

Vitalparameter

- Blutdruck 158/73 mmHg, Puls 97 Schläge/Minute, S_pO_2 90% unter Raumluft, mit 2 l Sauerstoff über Nasenbrille 98%

Lösung

2 Erster Eindruck

3 Interpretation

4 Unsicherheiten

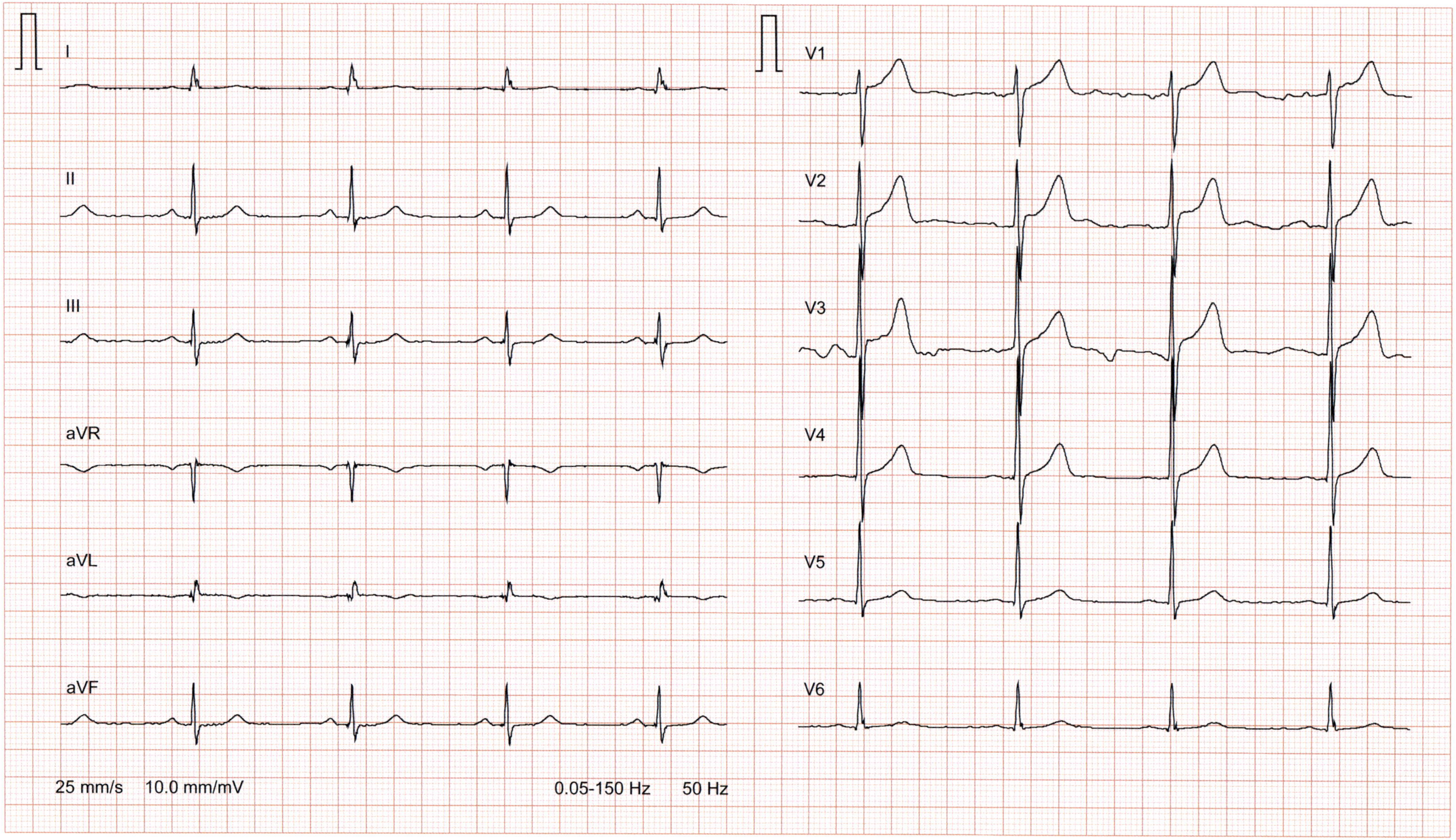
I
II
III
aVR
aVL
aVF
V1
V2
V3
V4
V5
V6
25 mm/s
10.0 mm/mV
0.05-150 Hz
50 Hz

Fall 34

1

Auf Ihrer Intensivstation liegt die 56-jährige Frau U. Die Patientin wurde heute aufgenommen, nachdem sie ohne Vorwarnung zu Hause zusammengebrochen war. Der verständigte Notarzt intubierte die Patientin und transportierte sie an Ihr Zentrumsspital. Als Ursache für das Koma wurde eine intrazerebrale Blutung aufgrund einer zerebralen Aneurysmaruptur festgestellt. Nach einer neurochirurgischen Operation wird Frau U. auf Ihre Intensivstation verlegt. Drei Stunden nach Aufnahme werden Sie ans Bett der Patientin gerufen, da die Patientin zunehmend bradykard wird und der Blutdruck stark schwankt.

Vitalparameter

- Blutdruck 189/81 mmHg, Puls 54 Schläge/Minute, S_pO_2 96% unter Intubation

Lösung

2 Erster Eindruck

3 Interpretation

4 Unsicherheiten

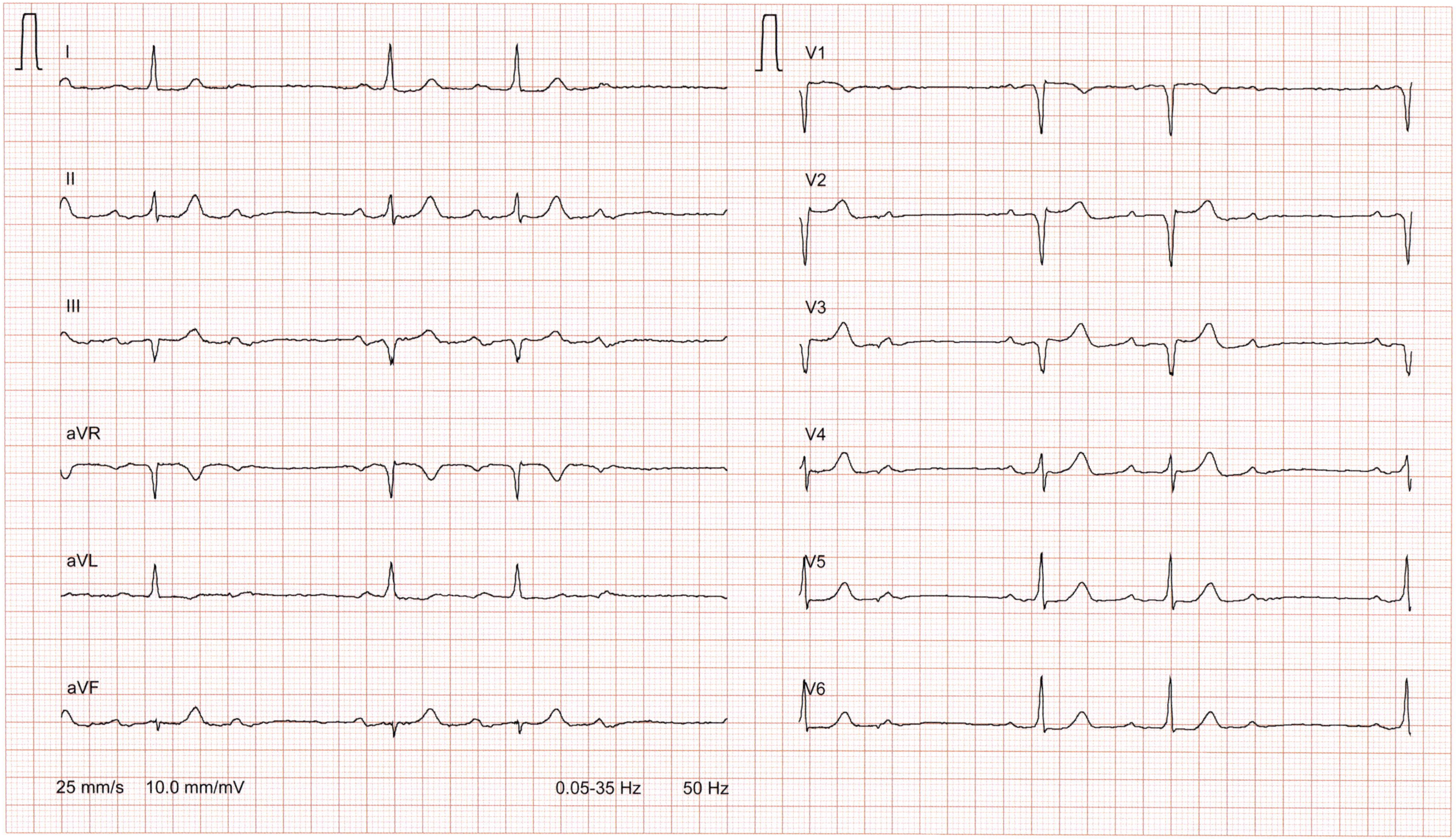
I
II
III
aVR
aVL
aVF
V1
V2
V3
V4
V5
V6
25 mm/s
10.0 mm/mV
0.05-35 Hz
50 Hz

Fall 35

Frau C. wird durch den Kollegen der Gastroenterologie auf die Notaufnahme zugewiesen: Bei der 66 Jahre alten Patientin wurde eine Routinekoloskopie durchgeführt, es fanden sich weder suspekte Polypen noch sonstige Veränderungen. Jedoch fiel am Monitor eine deutliche Bradykardie auf. Die Patientin ist subjektiv beschwerdefrei und verneint Schwindel oder Synkopen. Sie nimmt bis auf Vitaminpräparate keine weiteren Medikamente ein. Das abgebildete EKG wurde von der Patientin mitgebracht, es wurde während der Koloskopie unter Narkose abgeleitet. Ein Kontroll-EKG in der Notaufnahme zeigt einen unauffälligen, normokarden Sinusrhythmus.

Vitalparameter

- Blutdruck 152/77 mmHg, Puls 40 Schläge/Minute, S_pO_2 99% unter Raumluft

Lösung

1

2 Erster Eindruck

3 Interpretation

4 Unsicherheiten

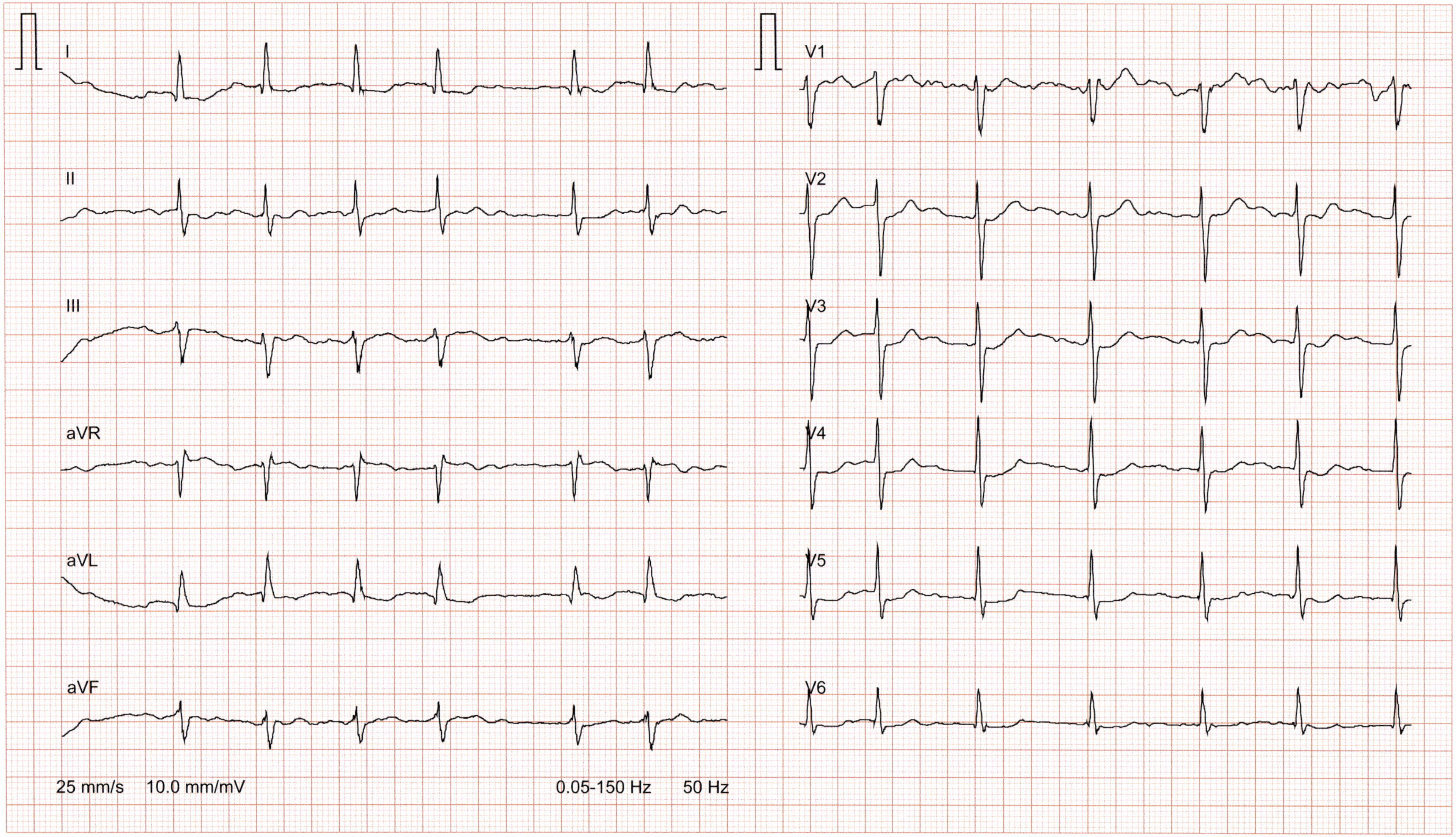
I
II
III
aVR
aVL
aVF
V1
V2
V3
V4
V5
V6
25 mm/s
10.0 mm/mV
0.05-150 Hz
50 Hz

Fall 36

Sie sind auf einer Dialysestation tätig. Eine Dialysepatientin – Frau N. – kommt regulär zu ihrer Dialyse. Bei Aufnahme der Vitalparameter fällt der Pflege ein arrhythmischer Puls auf. Sie werden darüber informiert und visitieren die Patientin während der laufenden Dialyse. Frau N. ist etwas müde und berichtet über etwas mehr Dyspnoe in den letzten Tagen. Auch bräuchte sie mehr Insulin um ihren Blutzucker als Typ-1 Diabetikerin zu kontrollieren. Brustschmerzen werden verneint, eine Dysurie und Pollakisurie sind jedoch seit Kurzem aufgetreten.

1

Vitalparameter

- Blutdruck 88/54 mmHg, Puls 87 Schläge/Minute, S_pO_2 96% unter Raumluft

Lösung

2 **Erster Eindruck**

3 **Interpretation**

4 **Unsicherheiten**

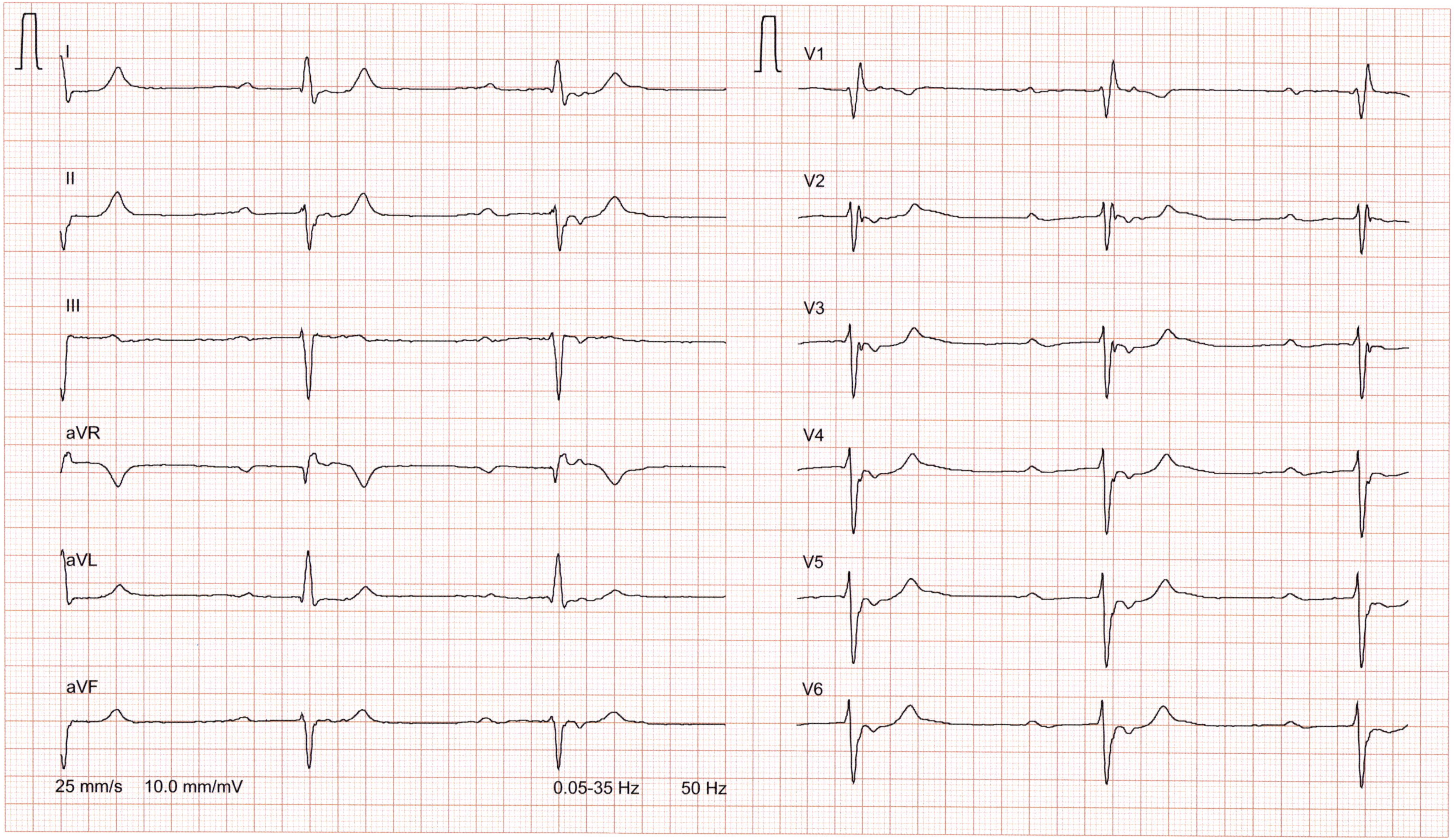
I
II
III
aVR
aVL
aVF
25 mm/s 10.0 mm/mV
0.05-35 Hz 50 Hz
V1
V2
V3
V4
V5
V6

Fall 37

1

Herr V. sieht sich mit seinen beiden besten Freunden ein Fußballspiel in einem Stadion an. Er hatte sich den ganzen Tag zwar schon nicht ganz wohl gefühlt, wollte aber nicht das Endspiel seiner Mannschaft verpassen. Während des Spiels klagt er plötzlich über akuten Schwindel, erbricht einmalig und synkopiert im Sitzen auf seinem Platz. Sie sind für die medizinische Versorgung des Publikums vor Ort anwesend und werden zu Herrn V. gerufen. Er ist bei Ihrem Eintreffen bereits wieder bei Bewusstsein und klagt weiterhin über Übelkeit. Brustschmerzen oder Atemnot werden verneint. Beim Anlegen der EKG-Elektroden sehen Sie eine alte, verheilte Thorakotomienarbe. Auf Nachfrage erfahren Sie, dass Herr V. vor drei Jahren einen 4-fachen Koronarbypass erhalten hatte.

Vitalparameter

- Blutdruck 169/75 mmHg, Puls 33 Schläge/Minute, S_pO_2 99% unter Raumluft

Lösung

2 Erster Eindruck

3 Interpretation

4 Unsicherheiten

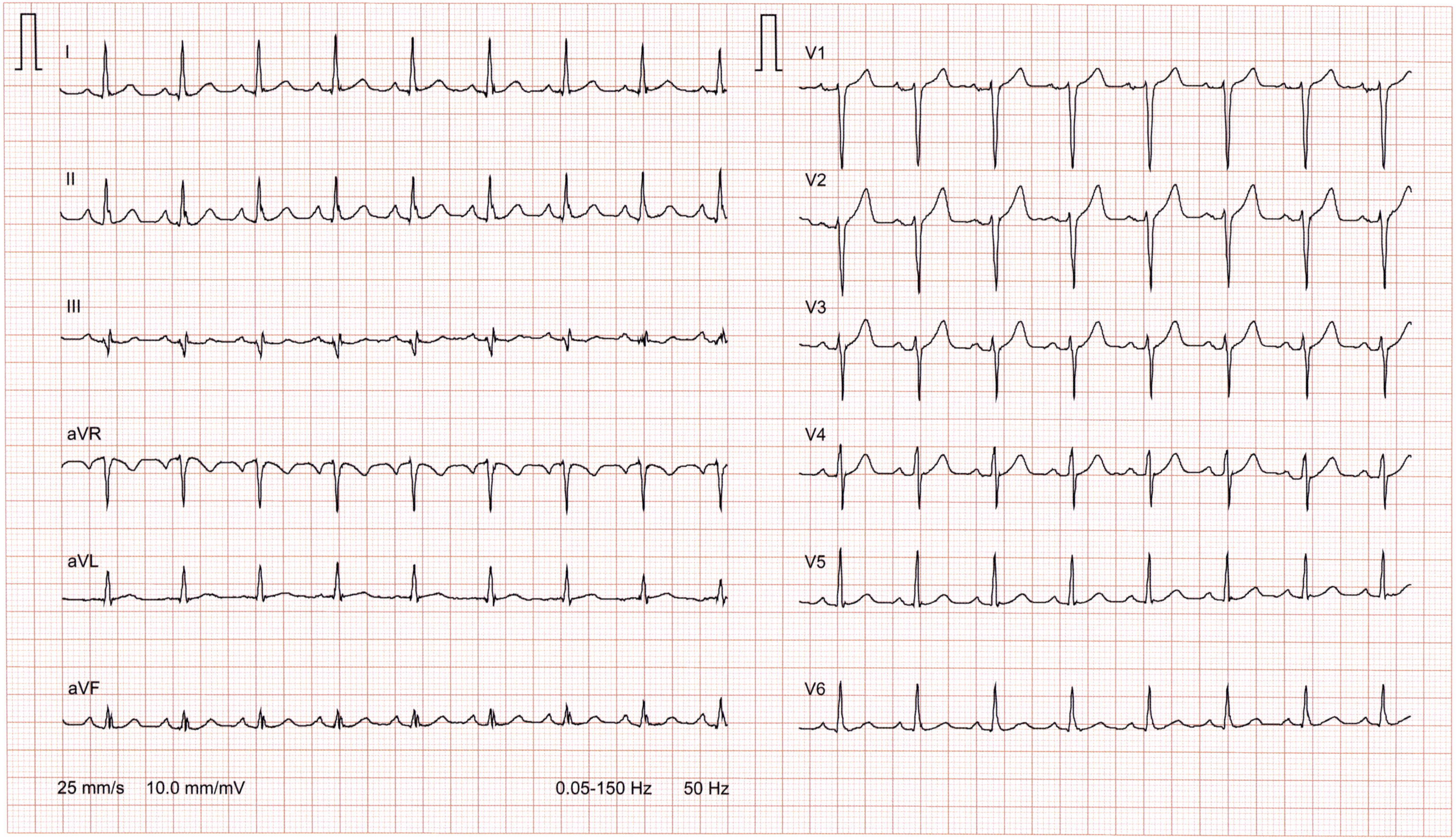
I
II
III
aVR
aVL
aVF
V1
V2
V3
V4
V5
V6
25 mm/s 10.0 mm/mV
0.05-150 Hz 50 Hz

Fall 38

Herr I. wird durch zwei Freunde gestützt auf die Notaufnahme gebracht. Die drei Freunde waren in die Stadt unterwegs, als sie an einer Straßenkreuzung Zeugen eines schweren Autounfalls wurden. Herr I. war zuerst in Schockstarre verfallen und hatte dann zunehmend schneller geatmet. Sie treffen Herrn I. auf einer Liege im Untersuchungsraum an. Er hat eine Atemfrequenz von 30 pro Minute, beide Hände sind verkrampft an die Brust gepresst und er kann vor Aufregung kaum sprechen. Seine beiden Freunde versuchen ihn zu beruhigen. Die Pflegekraft hat kurz nach Eintreffen des Patienten ein EKG geschrieben.

1

Vitalparameter

- Blutdruck 166/76 mmHg, Puls 110 Schläge/Minute, S_pO_2 100% unter Raumluft

Lösung

2 **Erster Eindruck**

3 **Interpretation**

4 **Unsicherheiten**

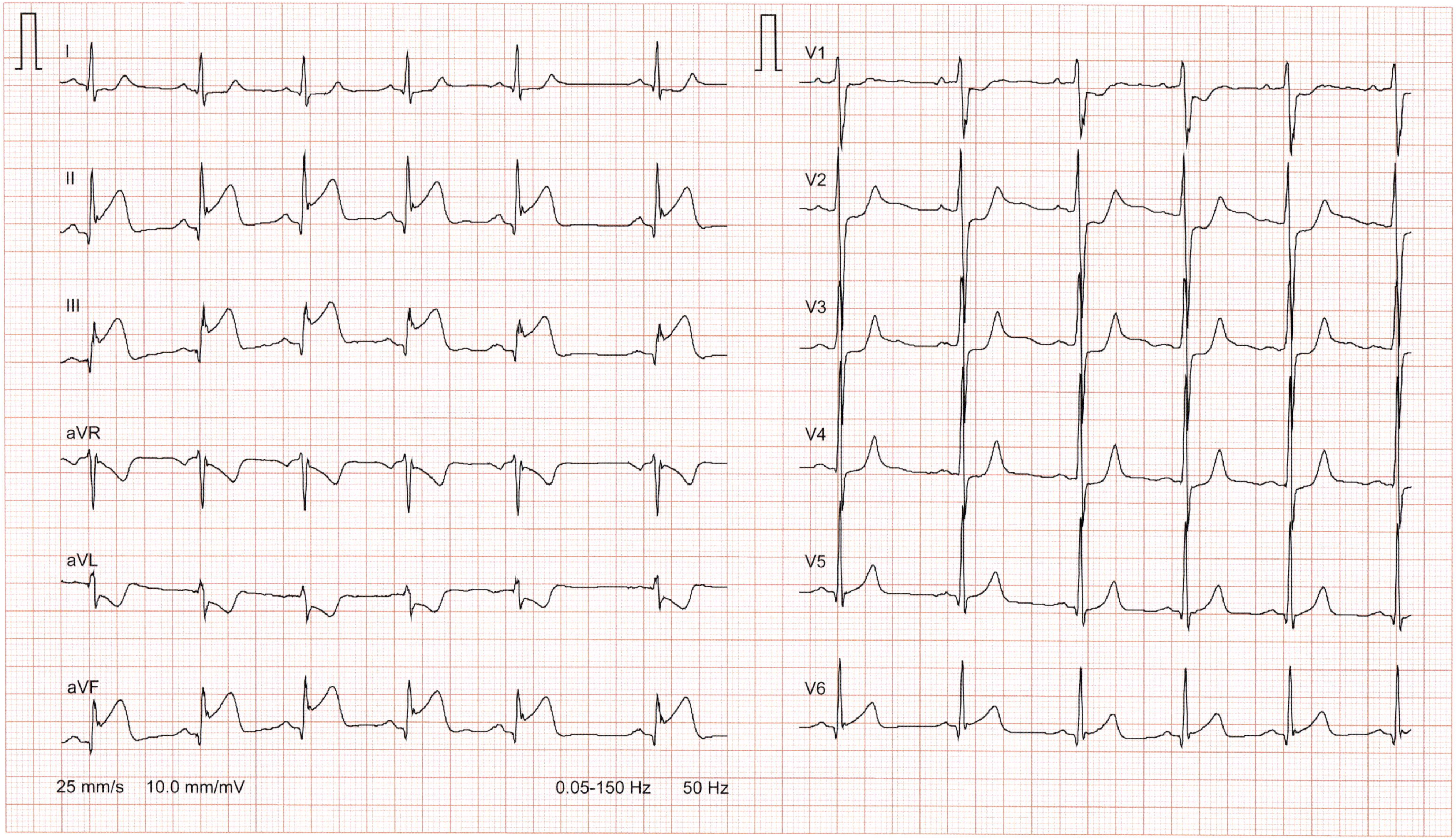
I
II
III
aVR
aVL
aVF
V1
V2
V3
V4
V5
V6
25 mm/s
10.0 mm/mV
0.05-150 Hz
50 Hz

Fall 39

Sie werden im Hubschrauberdienst durch einen bodengebundenen Notarzt nachalarmiert: der 58-jährige Diabetiker Herr G. klagte seit einer Stunde über ein Engegefühl in der Brust und im Arm. Mehr Informationen sind Ihnen durch die Leitstelle nicht mitgeteilt worden. Auf dem Flug zum Einsatzort, einem abgelegenen Bergdorf, erhalten Sie via Datenfunk das EKG des Patienten.

1

Vitalparameter

- Nicht bekannt

Lösung

2 **Erster Eindruck**

3 **Interpretation**

4 **Unsicherheiten**

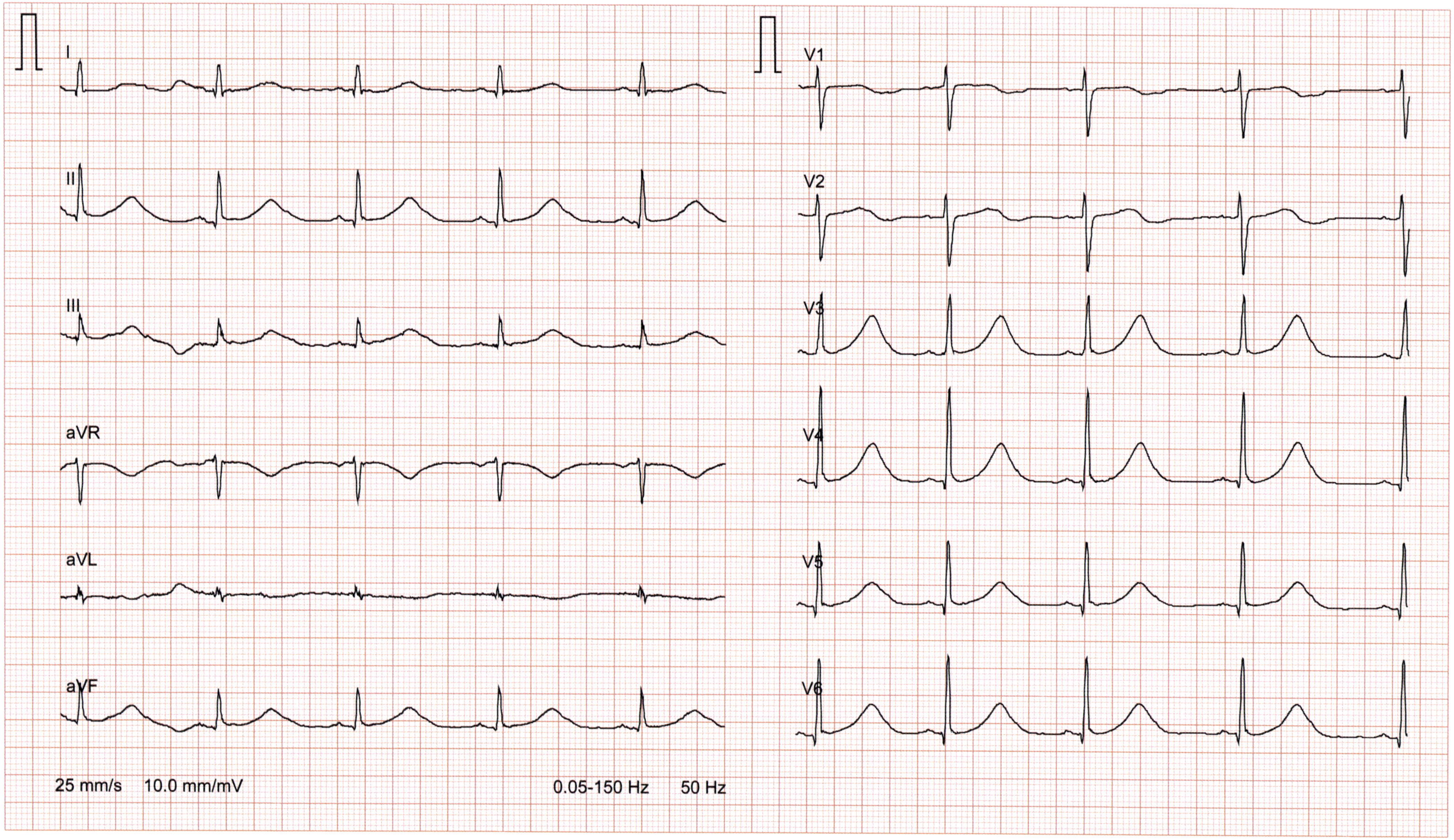
I
II
III
aVR
aVL
aVF
V1
V2
V3
V4
V5
V6
25 mm/s
10.0 mm/mV
0.05-150 Hz
50 Hz

Fall 40

Herr A. ist aktuell im Krankenhaus wegen einer atypischen Pneumonie, die mit Clarithromycin behandelt wird. Außerdem ist ein Vorhofflimmern bekannt, welches mit Amiodaron behandelt wird. Herr A. ist mit Phenprocoumon antikoaguliert. Bei oralem Soor erhält der 83-jährige zusätzlich einmalig Fluconazol. Sie werden als Stationsarzt durch die Pflege in das Zimmer des Patienten gerufen. Herr A. ist während des Mittagessens synkopiert und mit dem Kopf auf den Tisch geprallt. Kurz nach Ihrem Eintreffen wird Herr A. wieder wach und klagt über Kopfschmerzen. Innerhalb kurzer Zeit bildet sich ein großes Hämatom auf der Stirn des Patienten. Sie leiten zusätzlich zum Status ein EKG ab.

1

Vitalparameter

- Blutdruck 161/76 mmHg, Puls 59 Schläge/Minute, S_pO_2 97% unter Raumluft

Lösung

2 **Erster Eindruck**

3 **Interpretation**

4 **Unsicherheiten**

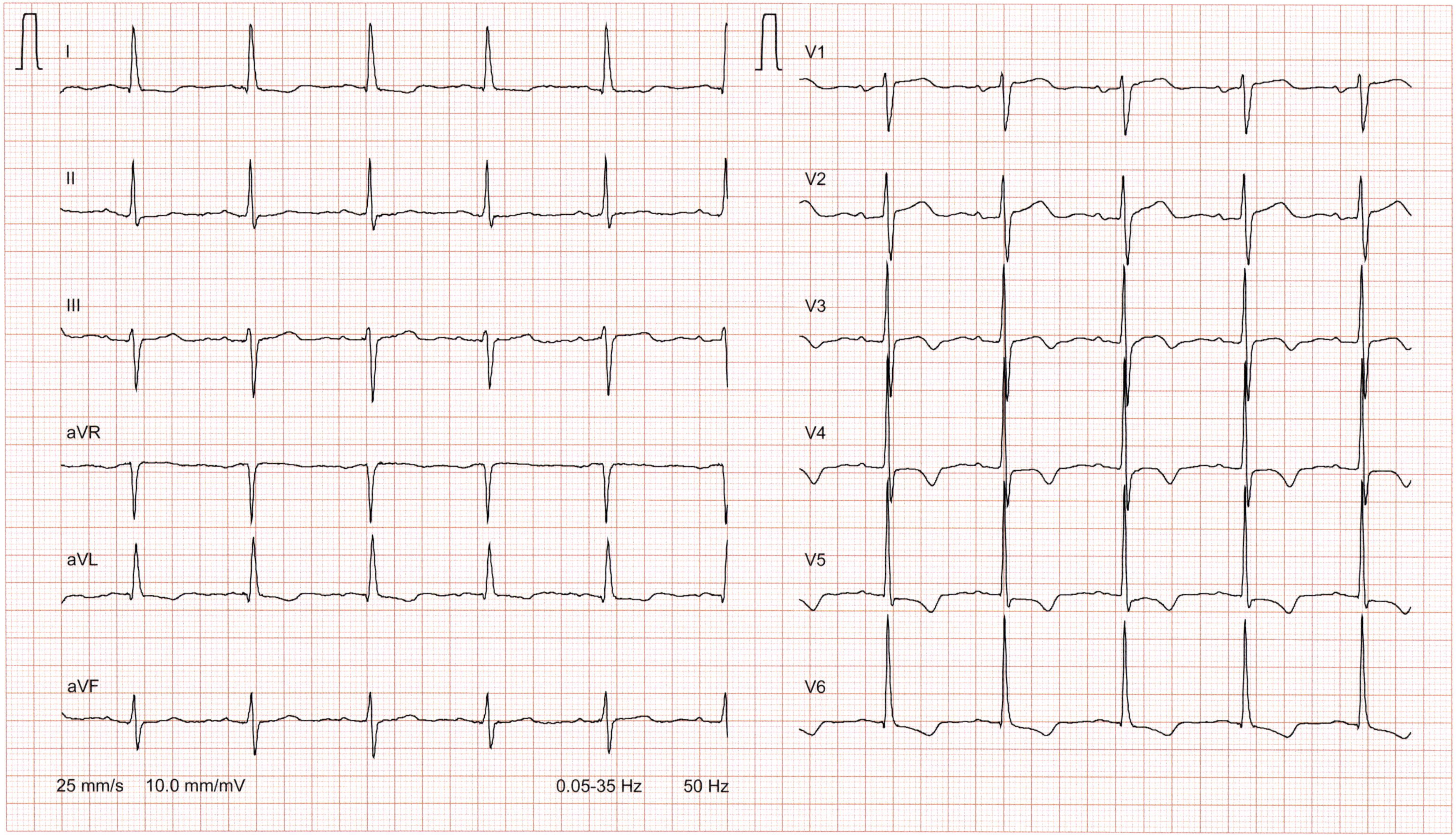
I
II
III
aVR
aVL
aVF
V1
V2
V3
V4
V5
V6
25 mm/s
10.0 mm/mV
0.05-35 Hz
50 Hz

Fall 41

Herr Z. hat mit fünfzig Jahren begonnen regelmäßig Sport zu treiben. Davor war er übergewichtig und starker Raucher. Sie haben ihn hausärztlich bei der Gewichtsreduktion und der Lebensstiländerung begleitet. Herr Z. ist in regelmäßiger Kontrolle bei Ihnen. Am Ende des Kontrollbesuchs erwähnt Herr Z. im Hinausgehen, dass er beim letzten Joggen wieder über ein thorakales Engegefühl geklagt hatte. Auf Nachfrage Ihrerseits berichtet Herr Z. in letzter Zeit immer wieder beim Joggen oder Wandern Brustschmerzen zu verspüren. Aktuell habe er keine Beschwerden. Der Vollständigkeit halber führen Sie bei Herr Z. noch ein EKG durch.

1

Vitalparameter

- Blutdruck 116/56 mmHg, Puls 80 Schläge/Minute, S_pO_2 97% unter Raumluft

Lösung

2 Erster Eindruck

3 Interpretation

4 Unsicherheiten

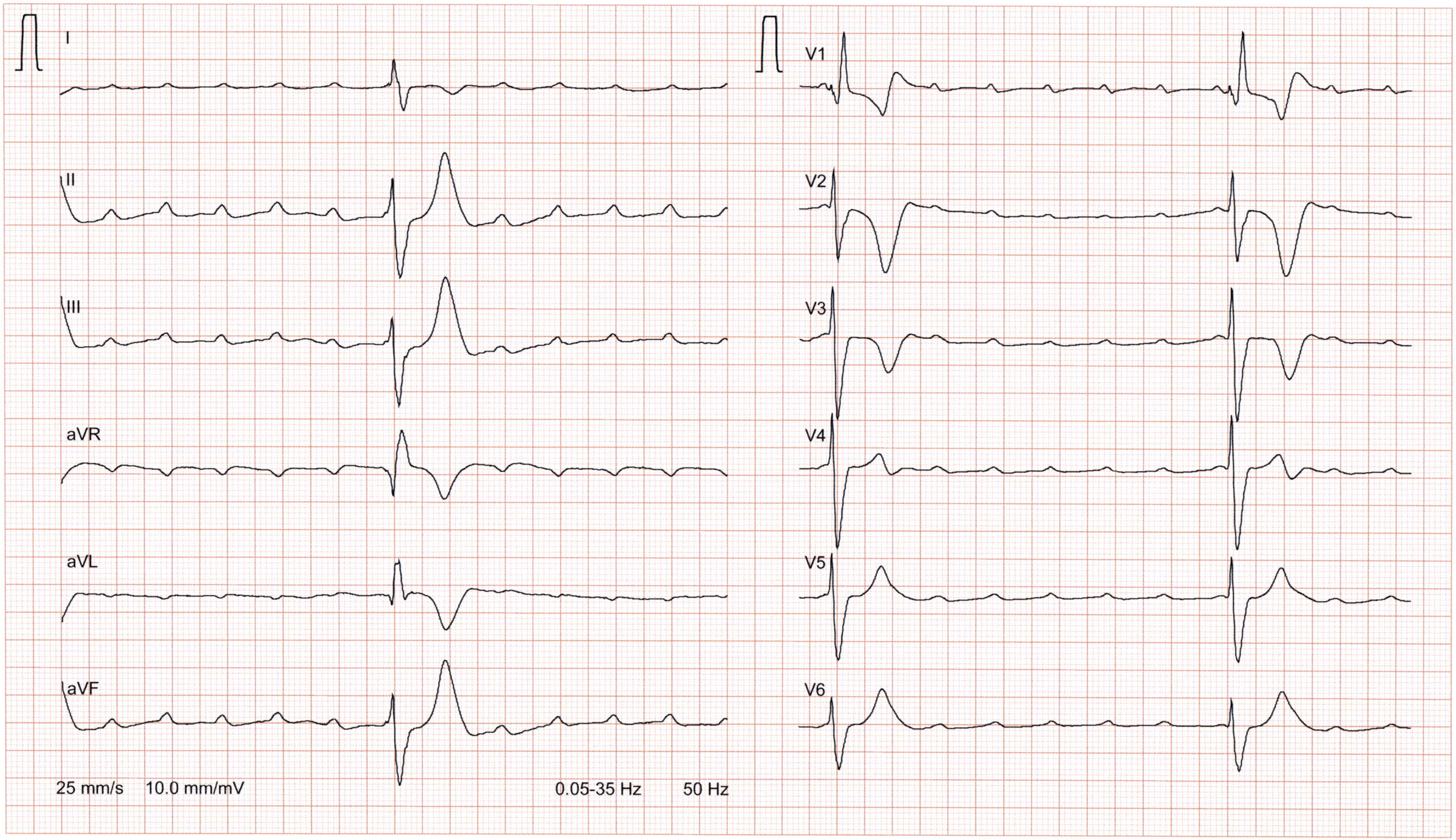
I
II
III
aVR
aVL
aVF
25 mm/s
10.0 mm/mV
0.05-35 Hz
50 Hz
V1
V2
V3
V4
V5
V6

Fall 42

Frau I. wird durch ihren Hausarzt aufgrund rezidivierender Schwindelattacken zu einem Neurologen überwiesen. Im Warteraum kollabiert die Patientin ohne Vorwarnung, der alarmierte Notarzt findet die 70-jährige Patientin schläfrig aber ansprechbar an. Im Monitor-EKG zeigt sich eine deutliche Bradykardie. Frau I. wird mittels Transportliege aus der Ordination geborgen. Der Notarzt übermittelt das 12-Kanal-EKG an das nächstgelegene Spital, wo Sie auf der Notaufnahme arbeiten.

1

Vitalparameter

- Blutdruck 174/89 mmHg, Puls 23 Schläge/Minute, S_pO_2 bei 99% unter Raumluft

Lösung

2 **Erster Eindruck**

3 **Interpretation**

4 **Unsicherheiten**

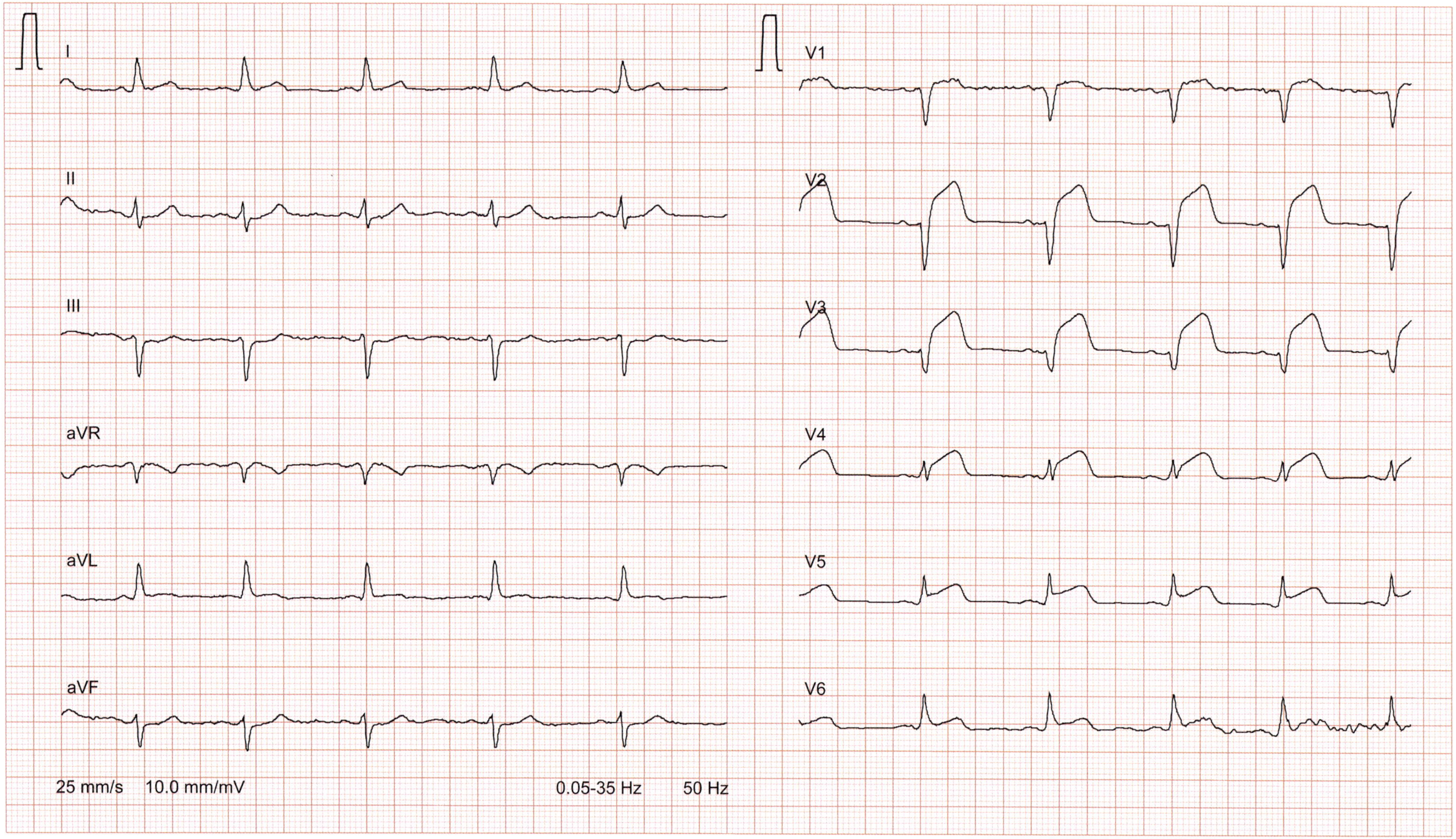
I
II
III
aVR
aVL
aVF
V1
V2
V3
V4
V5
V6
25 mm/s
10.0 mm/mV
0.05-35 Hz
50 Hz

Fall 43

Sie werden mit dem Rettungsdienst in die Kantine einer großen Fabrik gerufen. Dort treffen Sie Herrn L. im Raucherzimmer sitzend an. Die Alarmierung erfolgte aufgrund von Brustschmerzen. Herr L. wirkt sehr angespannt und schmerzgeplagt. Atemnot wird verneint. Herr L. ist starker Raucher, übergewichtig und nimmt aufgrund einer Hypercholesterinämie ein Statin ein. Sie legen einen i.v.-Zugang während die Kollegen vom Rettungsdienst ein EKG schreiben.

1

Vitalparameter

- Blutdruck 162/84 mmHg, Puls 74 Schläge/Minute, S_pO_2 96% unter Raumluft

Lösung

2 **Erster Eindruck**

3 **Interpretation**

4 **Unsicherheiten**

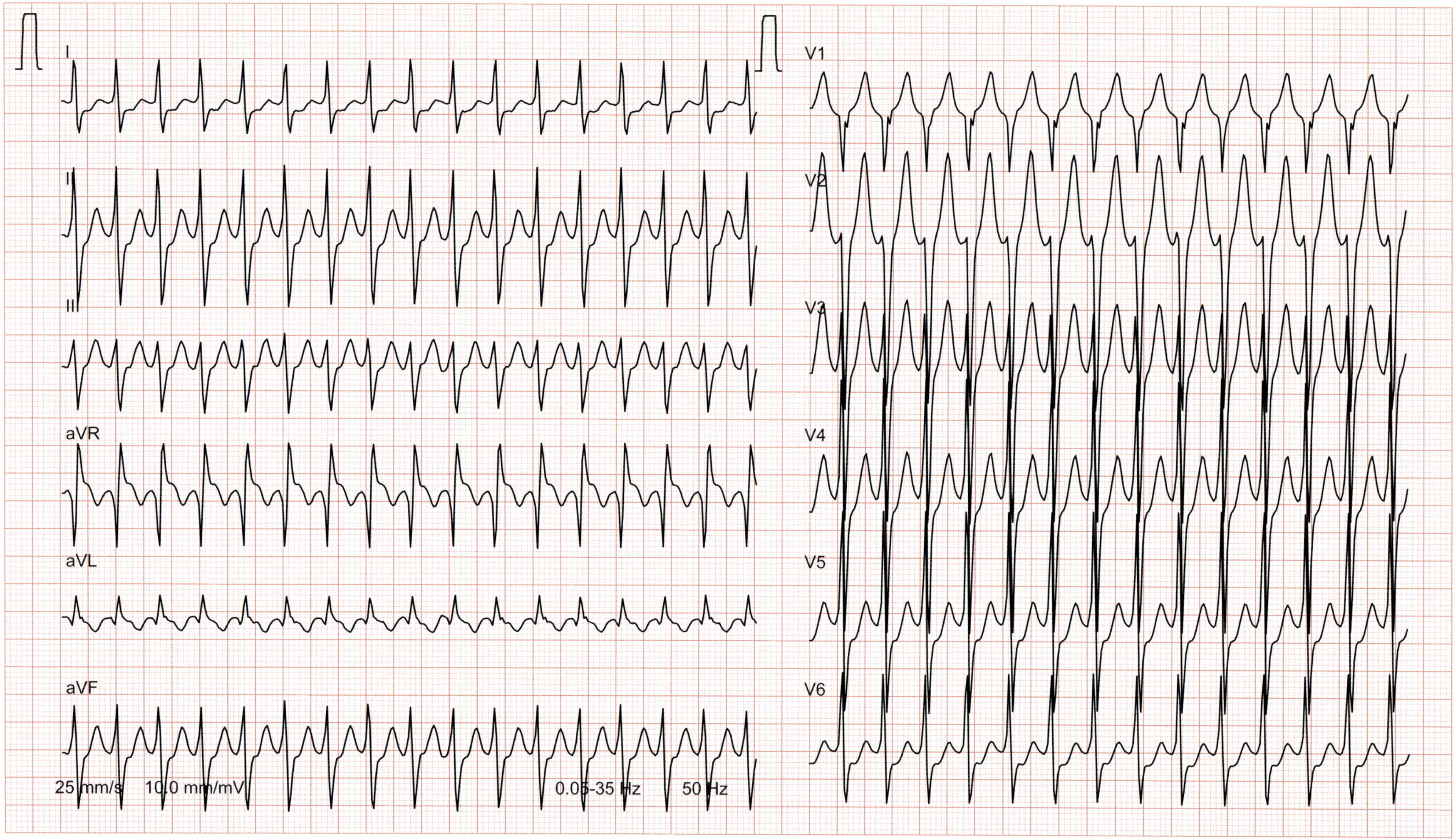
I
II
III
aVR
aVL
aVF
V1
V2
V3
V4
V5
V6
25 mm/s
10.0 mm/mV
0.05-35 Hz
50 Hz

Fall 44

1

Herr R. sucht mit seiner Freundin die Notaufnahme aufgrund von Kurzatmigkeit und Palpitationen auf. Die Beschwerden bestünden seit einer halben Stunde, er kenne diese Episoden. Normalerweise würde das Herzrasen aufhören wenn er sich auf den Rücken lege, die Beine hochlagere und sich entspanne. Aktuell habe dies jedoch nicht geholfen. Der 17-jährige ist sonst gesund und nimmt keine regelmäßigen Medikamente ein.

Vitalparameter

- Blutdruck 139/71 mmHg, Puls 152 Schläge/Minute, S_pO_2 96% bei Raumluft

Lösung

2 Erster Eindruck

3 Interpretation

4 Unsicherheiten

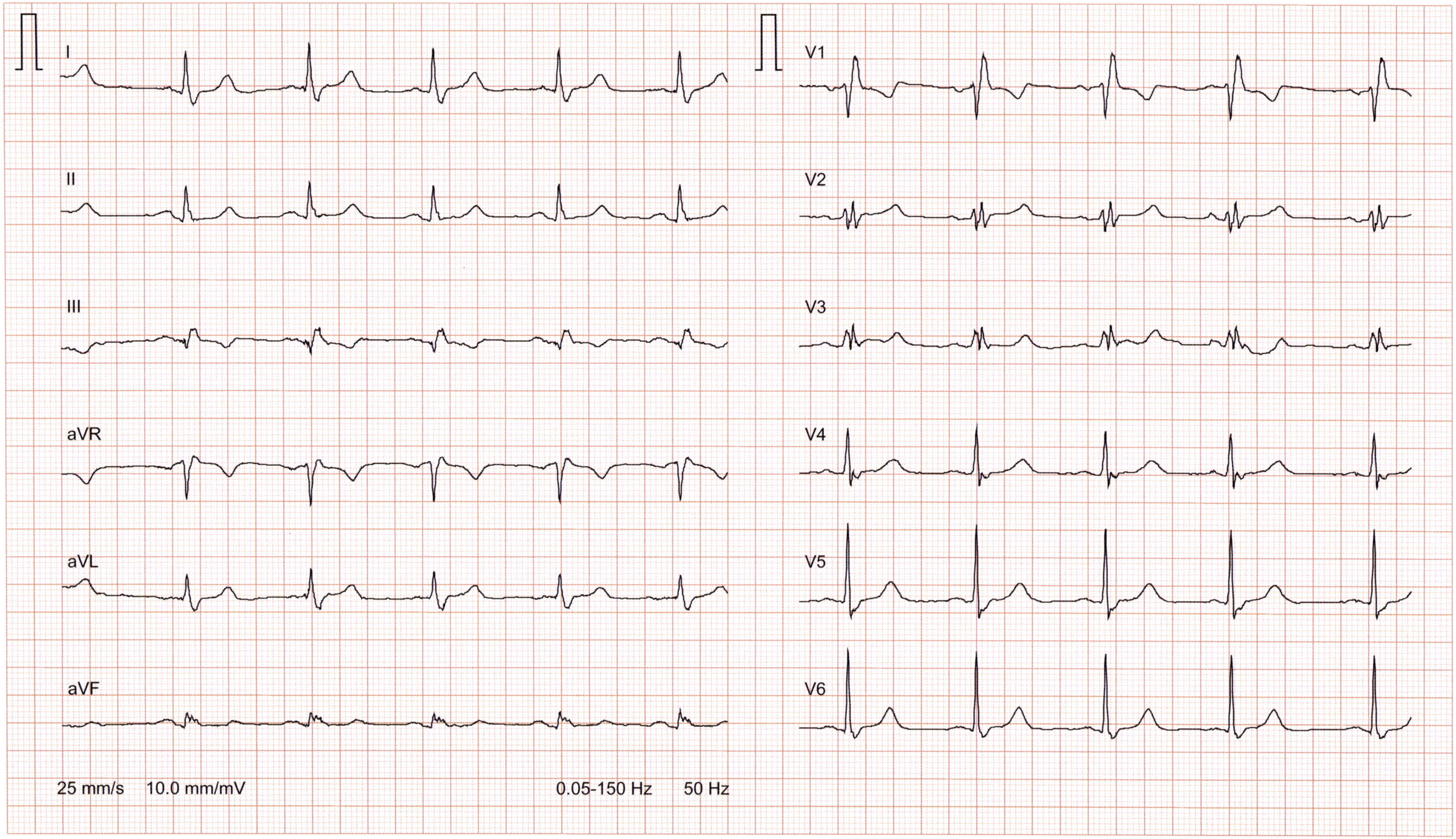
I
II
III
aVR
aVL
aVF
V1
V2
V3
V4
V5
V6
25 mm/s 10.0 mm/mV
0.05-150 Hz 50 Hz

Fall 45

Frau K. tritt für die elektive Implantation einer Schulterprothese ein. Anamnestisch hat die 77-jährige Patientin vor mehreren Jahren einen Myokardinfarkt erlitten, sie ist im Alltag gut leistungsfähig und subjektiv beschwerdefrei. Eine präoperative Echokardiographie ergab eine gute Pumpfunktion ohne relevante Klappenpathologien. Neben einem ACE-Hemmer, Aspirin und einem Betablocker erhält Frau K. für ihre Osteoporose noch regelmäßige Injektionen, wobei ihr der Name des Präparates aktuell nicht einfällt. Das Eintritts-EKG wird durch eine Studentin geschrieben, sie kommt mit dem EKG zu Ihnen und würde es gerne von Ihnen interpretiert haben.

1

Vitalparameter

- Blutdruck 115/65 mmHg, Puls 65 Schläge/Minute, S_pO_2 97% unter Raumluft

Lösung

2 **Erster Eindruck**

3 **Interpretation**

4 **Unsicherheiten**

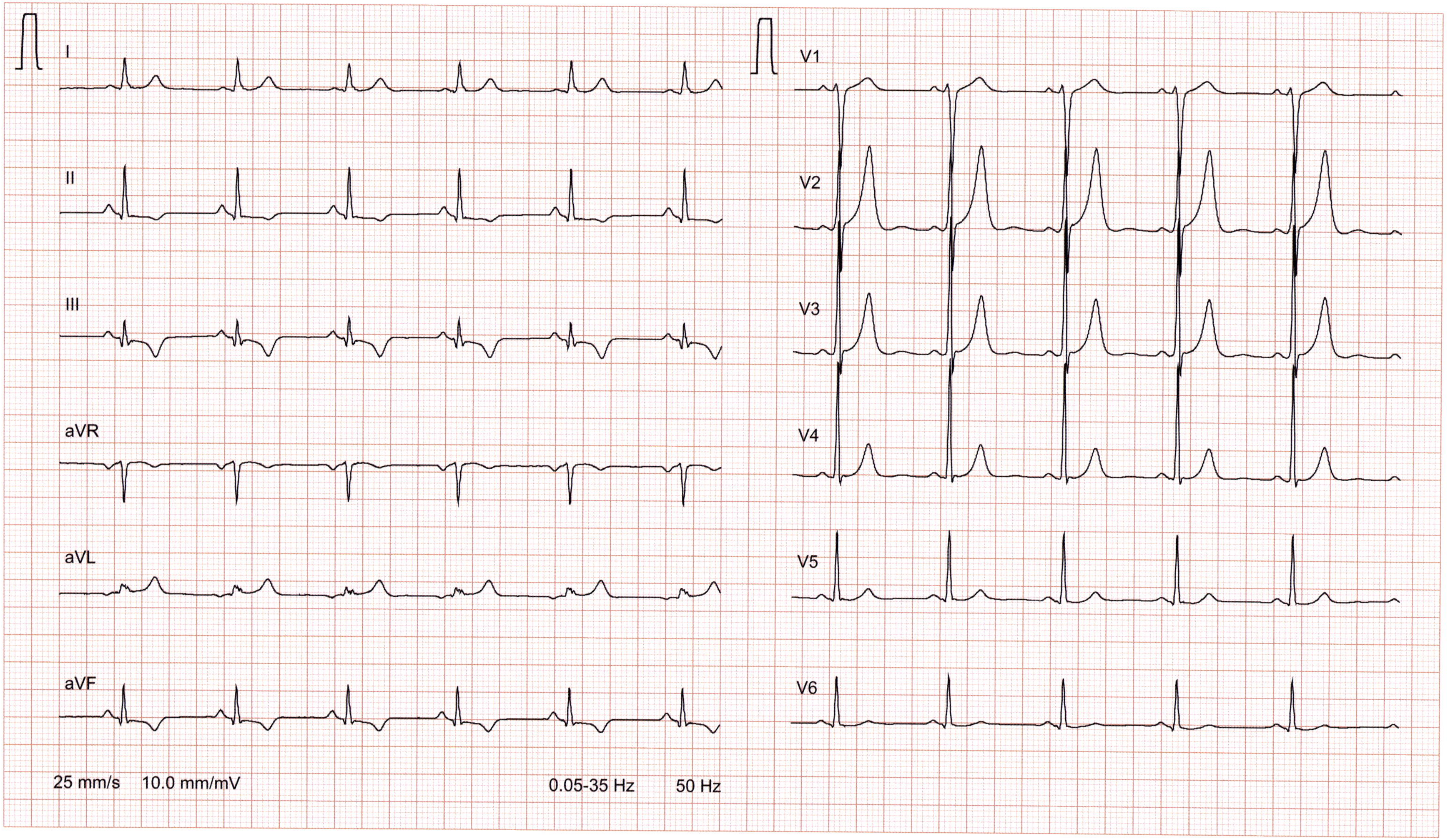
I
II
III
aVR
aVL
aVF
V1
V2
V3
V4
V5
V6
25 mm/s
10.0 mm/mV
0.05-35 Hz
50 Hz

Fall 46

1

Herr U. nimmt mit einer Gruppe an einer Wanderung teil. Nach einem steilen Anstieg, den er mit Mühe bewältigen konnte, klagt Herr U. über thorakale Schmerzen, welche in den Arm ausstrahlten. Ein Wanderkollege wählt den Notruf. Als der Rettungshelikopter 20 Minuten später eintrifft ist Herr U. fast wieder beschwerdefrei. Nach längerem Gespräch entscheidet sich Herr U. zur weiteren Abklärung ins Spital mitzufliegen. Sie übernehmen Herrn U. im Spital. Ein Troponin-Schnelltest ist bei Eintreffen negativ und nach vier Stunden positiv. Im EKG findet sich keine Veränderung über diesen Zeitraum.

Vitalparameter

- Blutdruck 142/61 mmHg, Puls 74 Schläge/Minute, S_pO_2 96% unter Raumluft

Lösung

2 Erster Eindruck

3 Interpretation

4 Unsicherheiten

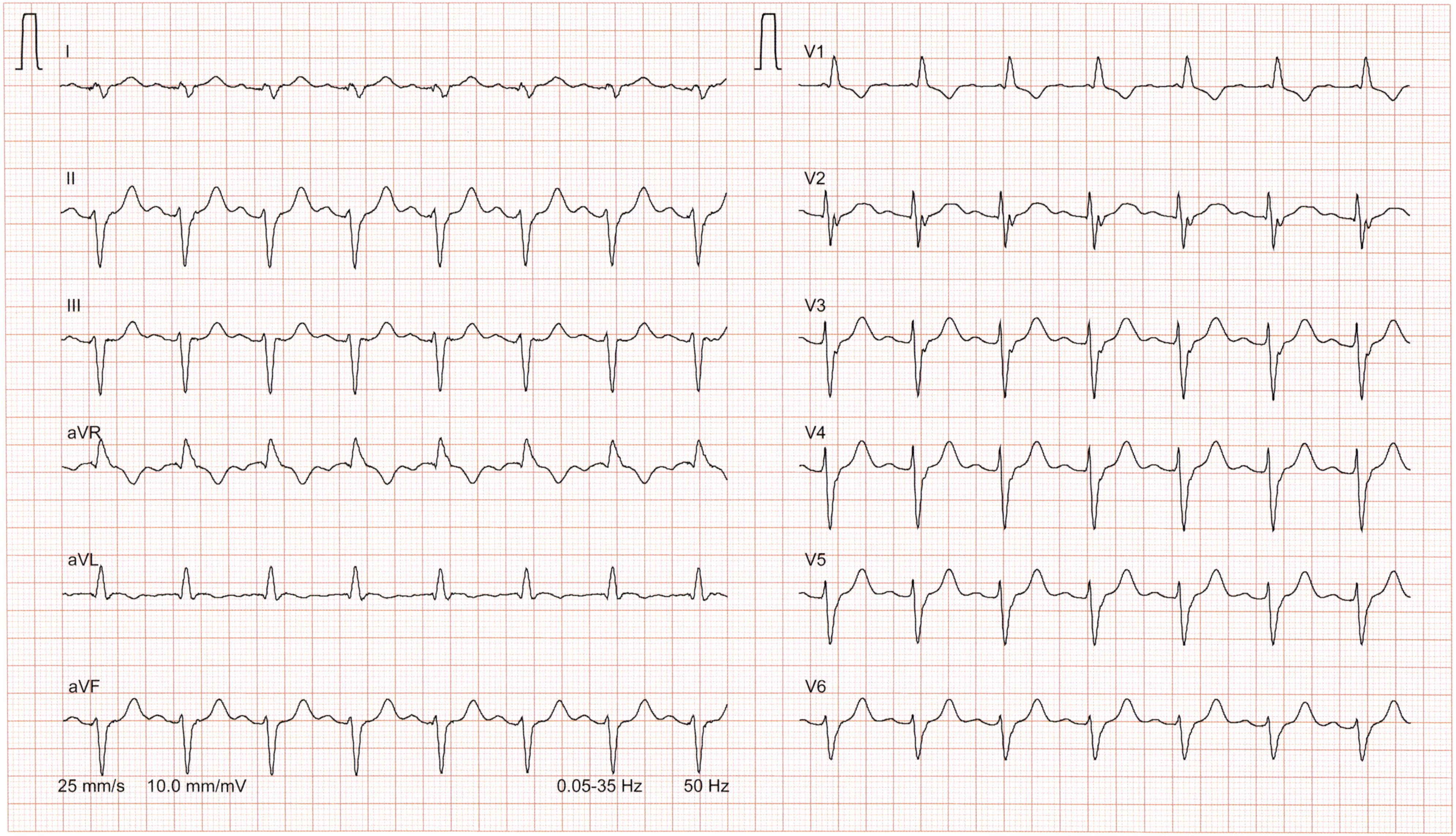
I
II
III
aVR
aVL
aVF
V1
V2
V3
V4
V5
V6
25 mm/s
10.0 mm/mV
0.05-35 Hz
50 Hz

Fall 47

1

Frau Q. sucht die Notaufnahme wegen Atemnot und allgemeiner Schwäche auf. Die Patientin war vor zwei Tagen von einem Geschäftstermin aus Tokio nach Europa zurückgekehrt. Gestern Abend fühlte sie sich nicht gut und hatte bei der kleinsten körperlichen Anstrengung Atemnot. Diese persistiert bis heute. Brustschmerzen werden verneint, die Patientin gibt leichte Schmerzen in der rechten Wade an. Sie ist sonst gesund und nimmt an Medikamenten nur ein orales Kontrazeptivum ein.

Vitalparameter

- Blutdruck 107/69 mmHg, Puls 95 Schläge/Minute, S_pO_2 87% unter Raumluft, unter 2 l Sauerstoff bei 94%

Lösung

2 Erster Eindruck

3 Interpretation

4 Unsicherheiten

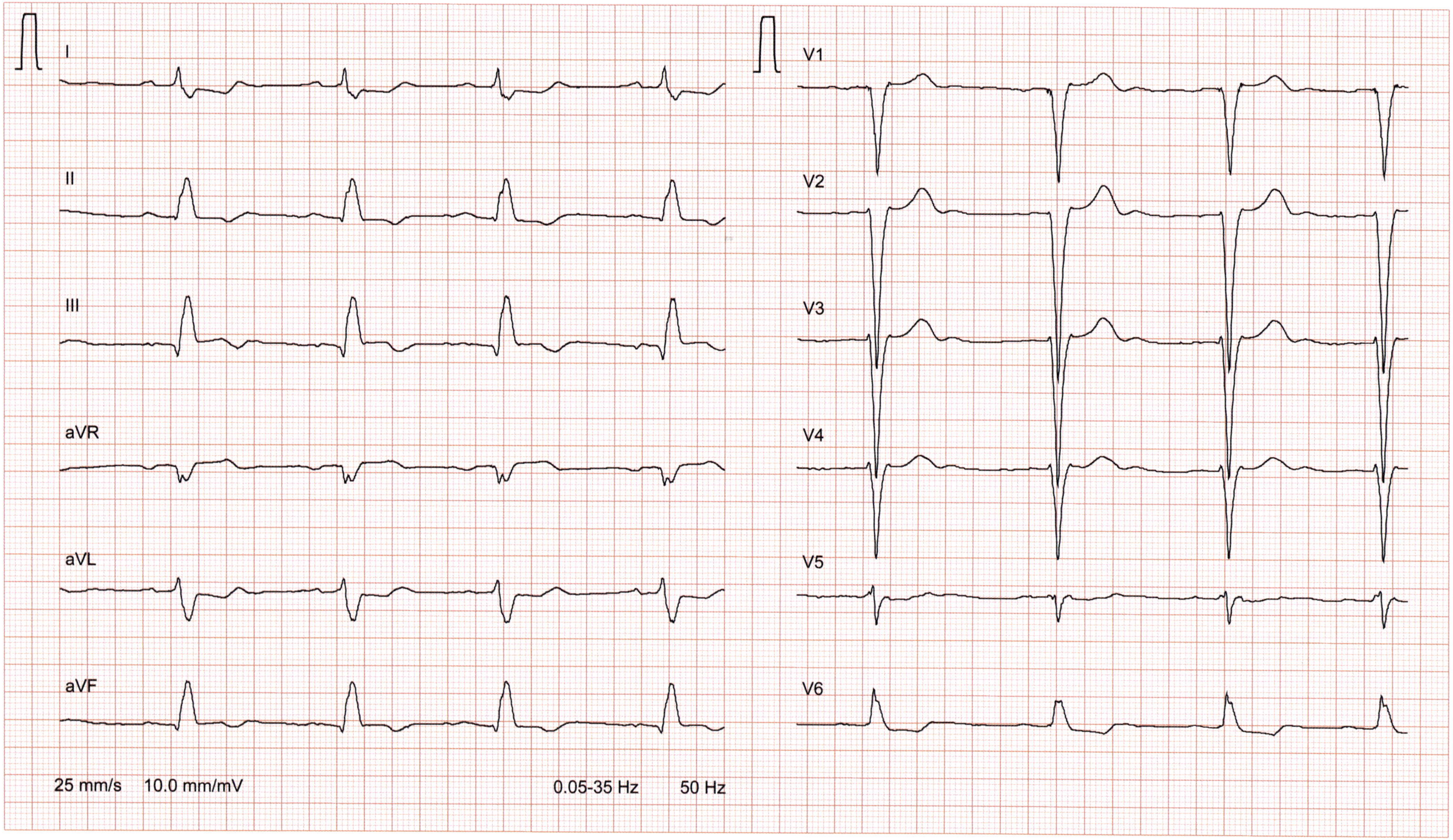
I
II
III
aVR
aVL
aVF
V1
V2
V3
V4
V5
V6
25 mm/s
10.0 mm/mV
0.05-35 Hz
50 Hz

Fall 48

Herr O. kommt mit seit zwei Wochen progredienter Dyspnoe in Ihre Praxis. Sie sehen den Patienten nur selten, da er Arztbesuche meist vermeidet und ausser Schmerzmitteln keine regelmäßigen Medikamente einnimmt. Der Patient hat eine deutliche Belastungsdyspnoe, schon der kurze Weg vom Wartezimmer in Ihren Behandlungsraum strengt ihn deutlich an. Herr O. berichtet, dass er vor der Atemnot für zwei Tage Brustschmerzen hatte. Seine üblichen Hausmittel hätten nur wenig geholfen, der Schmerz war dann wieder von selbst verschwunden. Ein EKG vor vier Jahren zeigt einen normokarden Sinusrhythmus, Normtyp, unauffällig konfigurierte QRS-Komplexe und unauffällige ST-Strecken. Ein Troponin-Test bei Ihnen in der Praxis ist positiv.

Vitalparameter

- Blutdruck 121/67 mmHg, Puls 74 Schläge/Minute, S_pO_2 93% unter Raumluft

Lösung

1

2 Erster Eindruck

3 Interpretation

4 Unsicherheiten

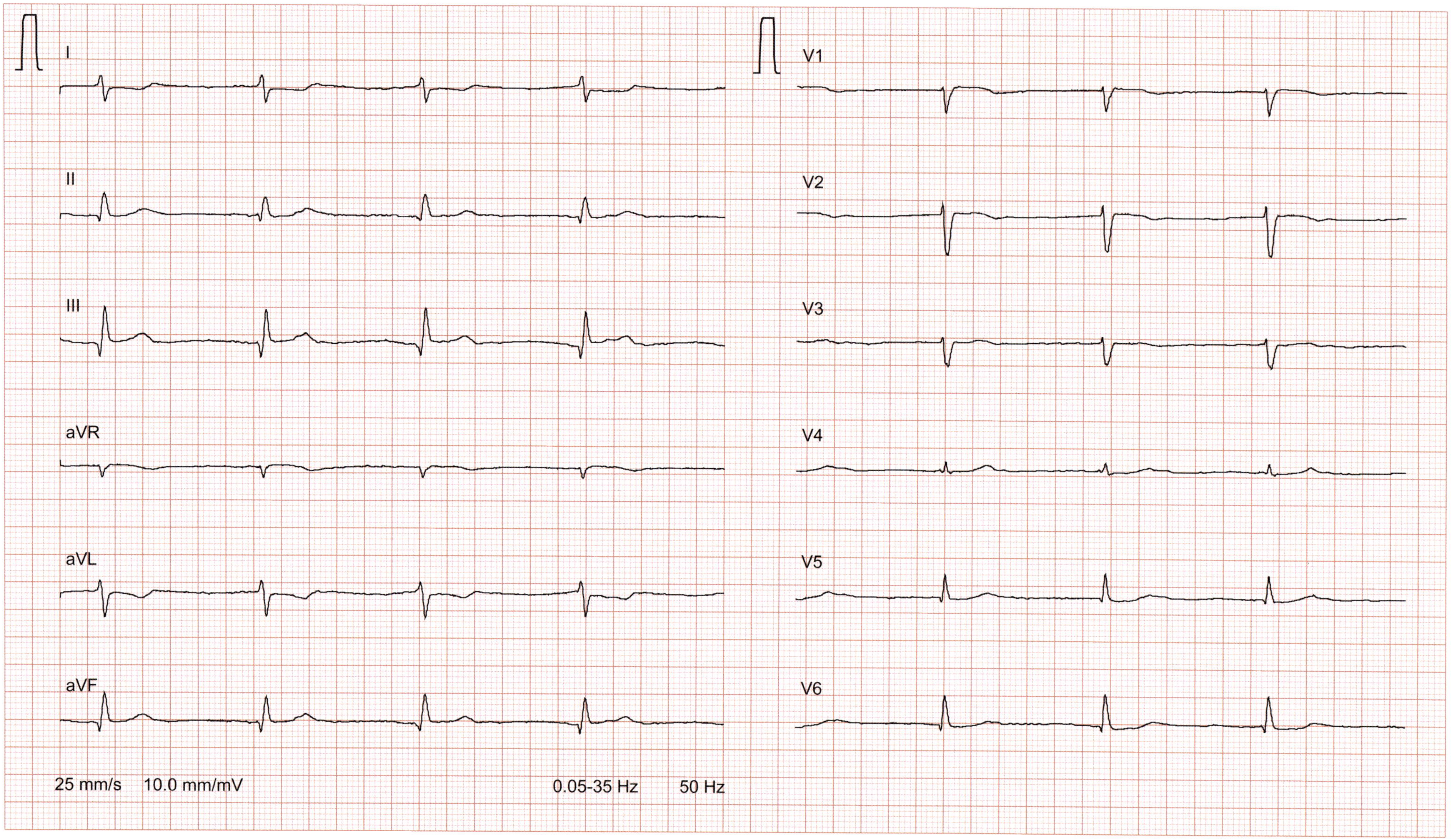
I
II
III
aVR
aVL
aVF
V1
V2
V3
V4
V5
V6
25 mm/s
10.0 mm/mV
0.05-35 Hz
50 Hz

Fall 49

Die rüstige 90-jährige Frau P. ruft in Ihrer Ordination an: Sie habe übers Wochenende Husten und Schmerzen in der Brust gehabt, diese seien jetzt wieder weg, aber sie fühle sich nicht wohl und etwas kurzatmig. Sie fahren für einen Hausbesuch zu der Patientin. Frau P. wohnt noch alleine und nimmt abgesehen von regelmäßigen Injektionen zur Osteoporosebehandlung nur Aspirin ein. Bei palpatorischer Bradykardie überreden Sie die Patientin für ein EKG mit in Ihre Praxis zu kommen.

1

Vitalparameter

- Blutdruck 171/61 mmHg, Puls 52 Schläge/Minute, S_pO_2 96% unter Raumluft

Lösung

2 Erster Eindruck

3 Interpretation

4 Unsicherheiten

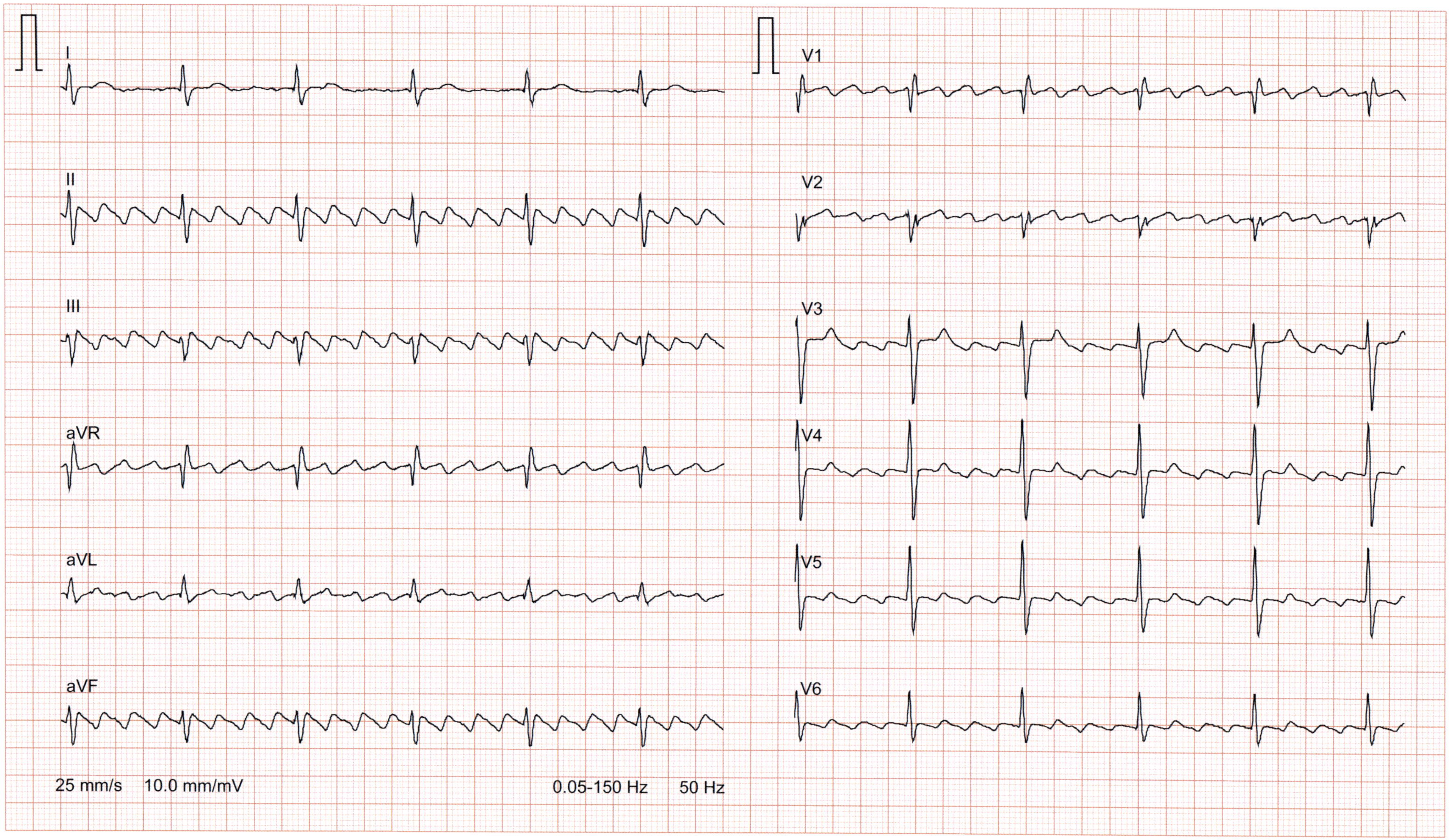
I
II
III
aVR
aVL
aVF
V1
V2
V3
V4
V5
V6
25 mm/s
10.0 mm/mV
0.05-150 Hz
50 Hz

Fall 50

1

Bei Frau J. wurde vor Kurzem aufgrund von Palpitationen eine Hyperthyreose bei Morbus Basedow diagnostiziert. Sie ist nun unter thyreostatischer Therapie. Allerdings klagt die 34-jährige seit heute Nacht über Herzstolpern und thorakales Unwohlsein. Brustschmerzen werden ebenso wie Atemnot verneint. Frau J. stellt sich deswegen bei Ihnen im endokrinologischen Ambulatorium vor und wünscht eine kardiale Untersuchung.

Vitalparameter

- Blutdruck 151/68 mmHg, Puls 69 Schläge/Minute, S_pO_2 96% unter Raumluft

Lösung

2 Erster Eindruck

3 Interpretation

4 Unsicherheiten

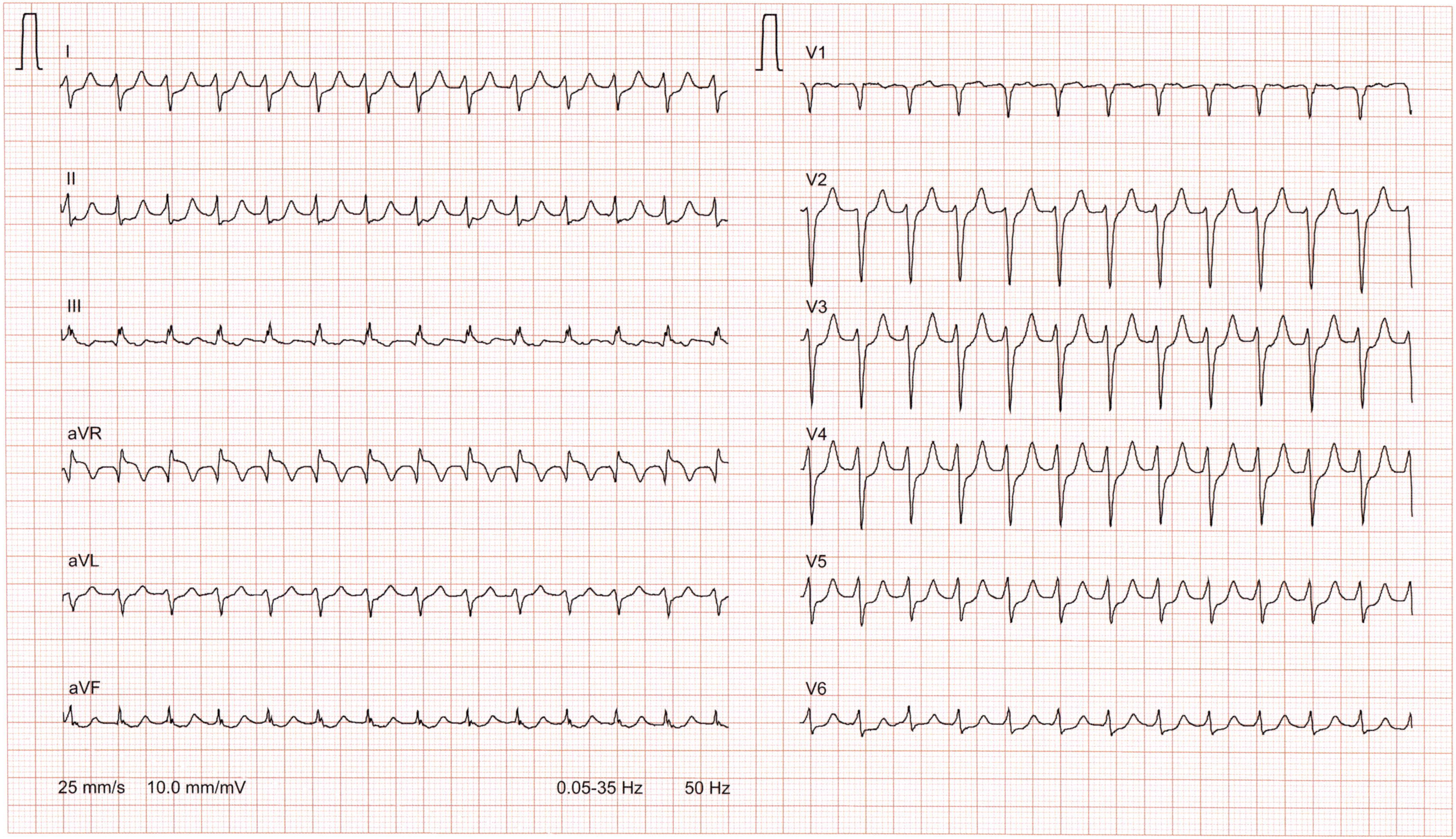
I
II
III
aVR
aVL
aVF
V1
V2
V3
V4
V5
V6
25 mm/s
10.0 mm/mV
0.05-35 Hz
50 Hz

Fall 51

Frau F. kommt in den frühen Morgenstunden auf Ihre Notfallambulanz: Sie hatte einen Albtraum und ist aus dem Schlaf mit Herzklopfen hochgeschreckt. Der Schreck durch den Albtraum war schnell vergangen, die Palpitationen persistierten jedoch. Die 18-jährige ist bis dato völlig gesund gewesen und nimmt keine Medikamente ein.

1

Vitalparameter

- Blutdruck 155/82 mmHg, Puls 170 Schläge/Minute, S_pO_2 98% unter Raumluft

Lösung

2 **Erster Eindruck**

3 **Interpretation**

4 **Unsicherheiten**

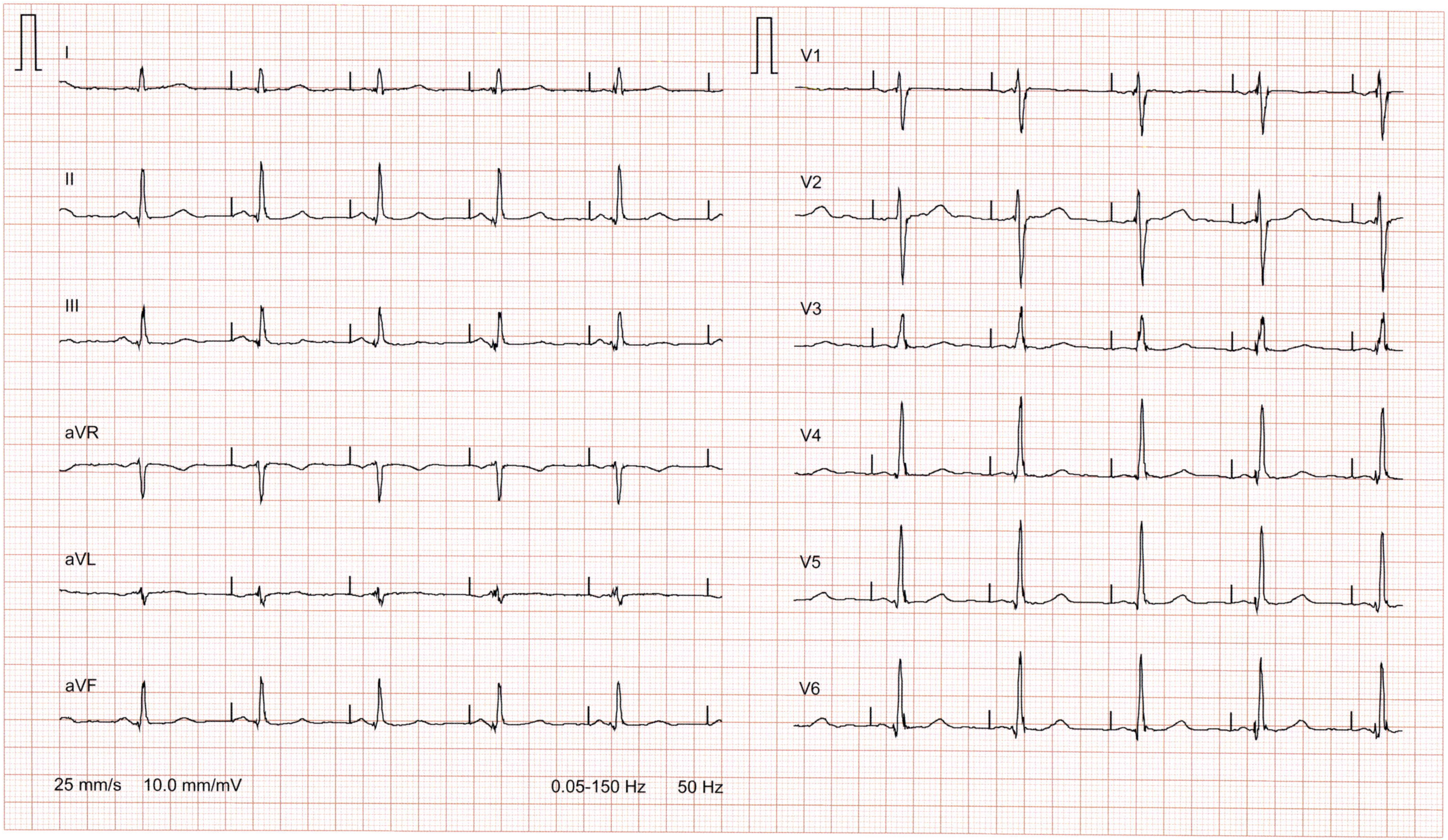
I
II
III
aVR
aVL
aVF
V1
V2
V3
V4
V5
V6
25 mm/s
10.0 mm/mV
0.05-150 Hz
50 Hz

Fall 52

1

Herr H. kommt zu Ihnen ins kardiologische Ambulatorium für eine geplante Kontrolle seines Schrittmachers. Der Schrittmacher wurde vor einigen Jahren aufgrund eines Sick-Sinus-Syndroms implantiert (Modus AAI). Der 67-jährige fühlt sich aktuell wohl, Schmerzen, Synkopen oder Atemnot werden verneint. Seine Medikation mit Aspirin, L-Thyroxin und Candesartan nimmt er regelmässig ein.

Vitalparameter

- Blutdruck 124/69 mmHg, Puls 70 Schläge/Minute, S_pO_2 98% unter Raumluft

Lösung

2 Erster Eindruck

3 Interpretation

4 Unsicherheiten

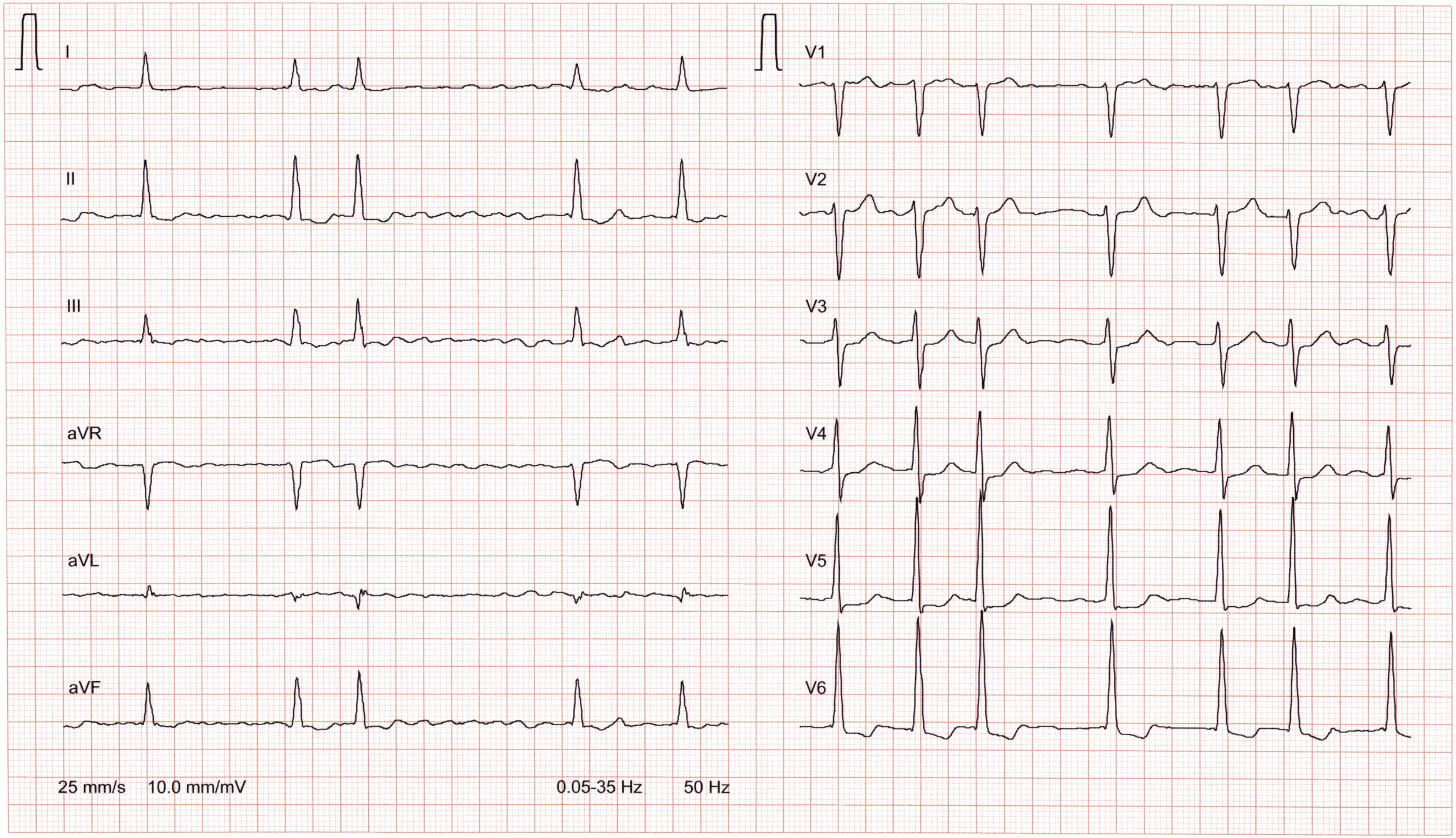
I
II
III
aVR
aVL
aVF
V1
V2
V3
V4
V5
V6
25 mm/s
10.0 mm/mV
0.05-35 Hz
50 Hz

Fall 53

Frau Q. kommt zu Ihnen in die Praxis zur Routinekontrolle nach Koronarangiographie vor acht Monaten. Eine Stenose der rechten Koronararterie war mittels Stentimplantation behandelt worden. Frau Q. ist bis auf gelegentliches thorakales Ziehen beschwerdefrei. Neben der KHK – für welche sie aktuell Clopidogrel und Lisinopril einnimmt – ist eine Hypertonie und ein Vorhofflimmern unter Therapie mit Bisoprolol und Rivaroxaban bekannt.

Vitalparameter

- Blutdruck 125/72 mmHg, Puls 78 Schläge/Minute, S_pO_2 98% unter Raumluft

Lösung

1

2 Erster Eindruck

3 Interpretation

4 Unsicherheiten

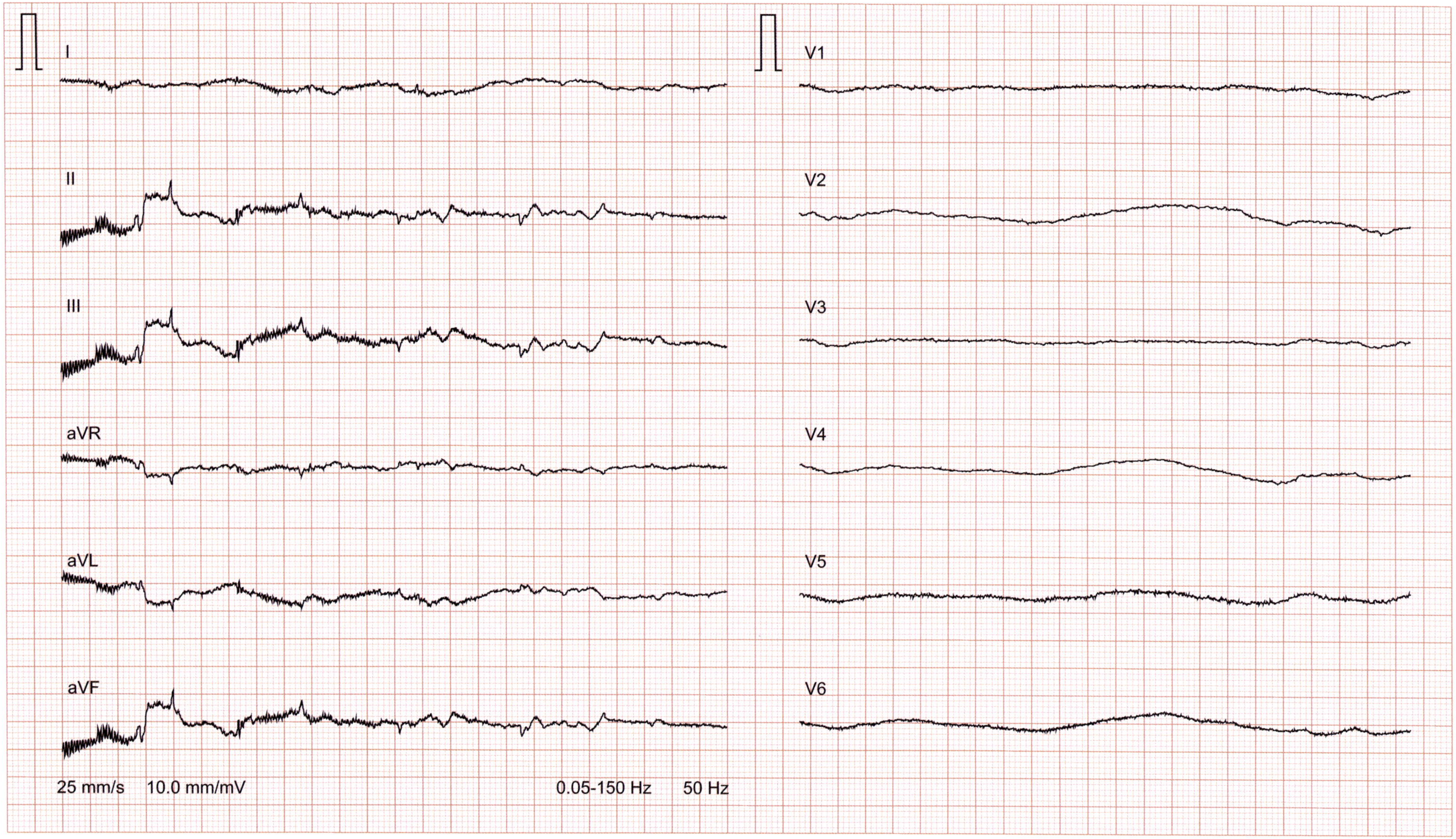
I
II
III
aVR
aVL
aVF
V1
V2
V3
V4
V5
V6
25 mm/s 10.0 mm/mV 0.05-150 Hz 50 Hz

Fall 54

Sie haben Nachtdienst in einem kleinen Spital. Gegen drei Uhr früh werden Sie von der Bettenstation informiert, dass ein Patient reglos im Bett aufgefunden wurde. Als Sie auf der Station eintreffen, liegt der Patient in seinem Bett und reagiert nicht auf Ansprache. Im klinischen Status sind ein kühles Hautkolorit und fehlende Atemtätigkeit auffällig. Der Patient – Herr A. – hatte in einer Patientenverfügung eine Wiederbelebung oder lebensverlängernde Maßnahmen klar abgelehnt und war aktuell aufgrund einer Lungenentzündung hospitalisiert. Zur Todesfeststellung schreiben Sie ein 12-Kanal-EKG.

1

Vitalparameter

- Blutdruck nicht messbar, Puls nicht palpabel, S_pO_2 nicht messbar

Lösung

2 Erster Eindruck

3 Interpretation

4 Unsicherheiten

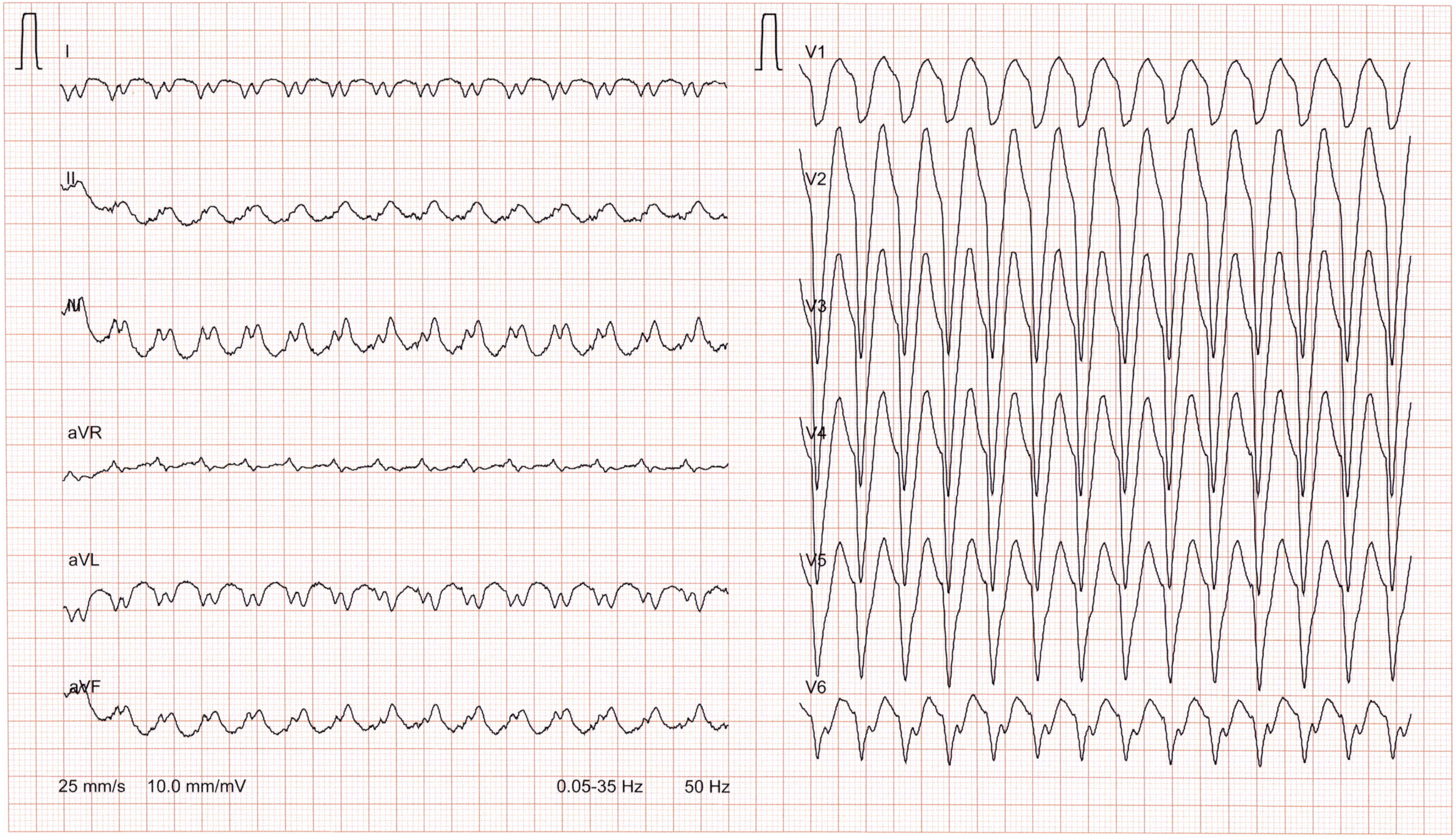
I
II
III
aVR
aVL
aVF
V1
V2
V3
V4
V5
V6
25 mm/s
10.0 mm/mV
0.05-35 Hz
50 Hz

Fall 55

Herr C. ist mit dem Bus auf dem Weg in das kardiologische Ambulatorium für einen Kontrolltermin. Er hat bis vor einem halben Jahr täglich mehrere Bier und Schnäpse konsumiert und leidet infolge an einer Leberzirrhose und einer alkoholtoxischen Kardiomyopathie. Nach einer Ösophagusvarizenblutung mit Dekompensation der Leberzirrhose und langem Spitalaufenthalt ist Herr C. seit einem halben Jahr vollständig alkoholabstinent. Kurz vor Ankunft kollabiert der Patient im Bus. Der Busfahrer tastet einen schwachen Puls an der Halsschlagader und alarmiert den Rettungsdienst. Sie treffen als mitalarmierter Notarzt ein, Herr C. ist bewusstseinsgemindert, reagiert nicht adäquat auf Ansprache und imponiert kaltschweißig.

Vitalparameter

- Blutdruck 75/45 mmHg, Puls 189 Schläge/Minute, S_pO_2 nicht messbar

Lösung

1

2 Erster Eindruck

3 Interpretation

4 Unsicherheiten

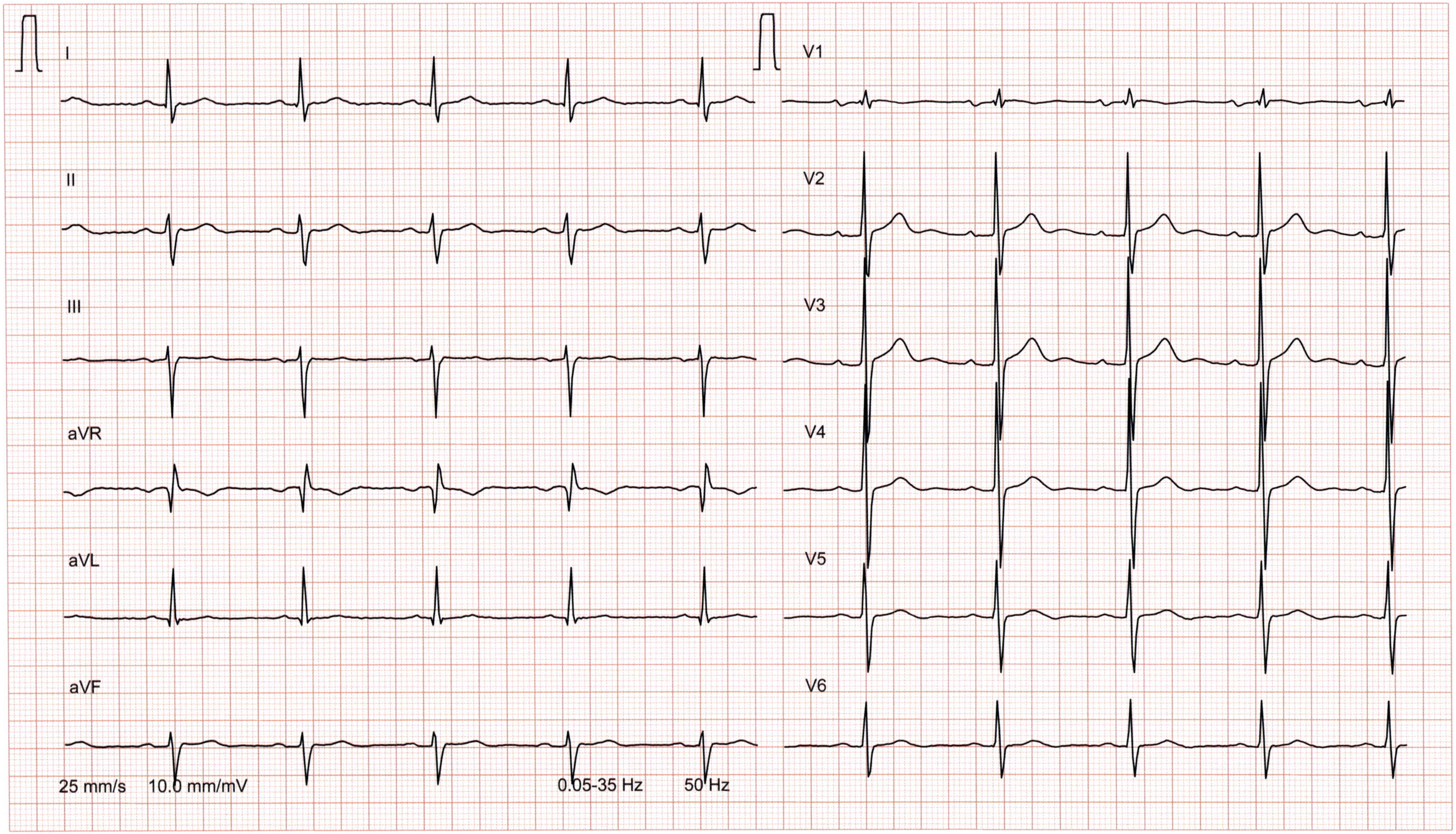
I
II
III
aVR
aVL
aVF
V1
V2
V3
V4
V5
V6
25 mm/s
10.0 mm/mV
0.05-35 Hz
50 Hz

Fall 56

Frau Ö. ist Schiffskapitänin für Passagierschiffe auf dem Rhein. Die 55-Jährige nimmt aufgrund einer Hypertonie einen ACE-Hemmer und Amlodipin ein. Zudem ist ein Asthma bronchiale bekannt, hierfür inhaliert sie nur bei Bedarf ein Betamimetikum. Der Arbeitgeber von Frau Ö. fordert regelmäßige medizinische Untersuchungen der Schiffskapitäne. Frau Ö. kommt deswegen in Ihre Ordination. Im klinischen Status finden sich keine Auffälligkeiten, die Patientin ist beschwerdefrei. Es wird auch ein EKG durchgeführt.

1

Vitalparameter

- Blutdruck 141/66 mmHg, Puls 70 Schläge/Minute, S_pO_2 99% unter Raumluft

Lösung

2 Erster Eindruck

3 Interpretation

4 Unsicherheiten

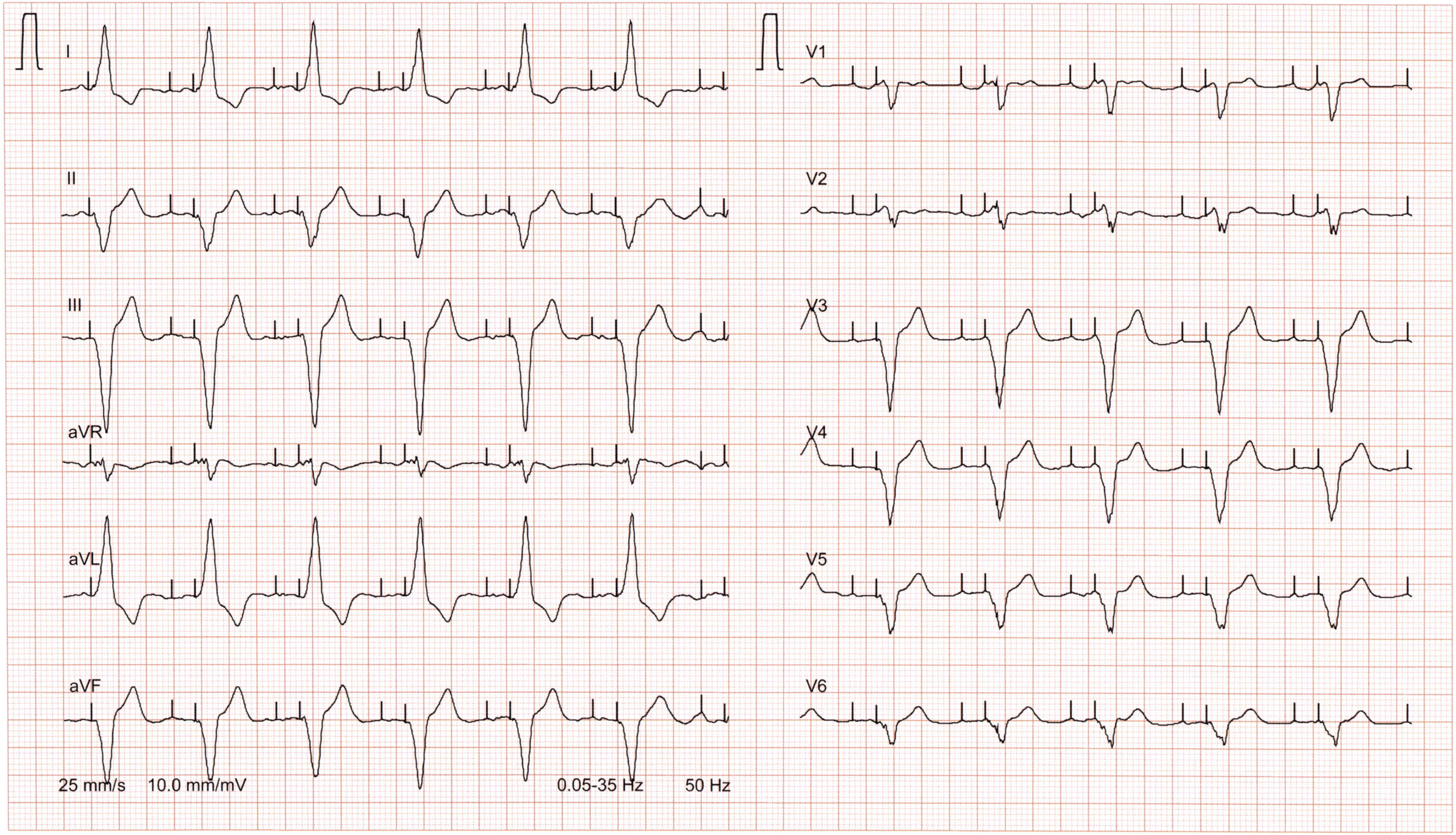
I
II
III
aVR
aVL
aVF
V1
V2
V3
V4
V5
V6
25 mm/s
10.0 mm/mV
0.05-35 Hz
50 Hz

Fall 57

1

Die 76-jährige Frau H. kommt zur kardiologischen Verlaufskontrolle nach Schrittmacherimplantation vor zwölf Monaten bei einem Sick-Sinus-Syndrom (Zwei Kammerschrittmacher, Modus DDD). Die Patientin nimmt neben einem ACE-Hemmer noch ein Statin ein. Abgesehen von einer leichten Belastungsdyspnoe beim Wandern ist Frau H. beschwerdefrei, sie verneint thorakale Schmerzen oder ein Engegefühl. Die Implantationsstelle des Schrittmachers ist reizlos. Im Ereignisprotokoll sind keine Rhythmusereignisse dokumentiert, die dokumentierte Herz-Eigenaktivität betrug 0,2%, der Ventrikel wurde zu 99,8% durch den Schrittmacher stimuliert.

Vitalparameter

- Blutdruck 137/79 mmHg, Puls 70 Schläge/Minute, S_pO_2 97% unter Raumluft

Lösung

2 Erster Eindruck

3 Interpretation

4 Unsicherheiten

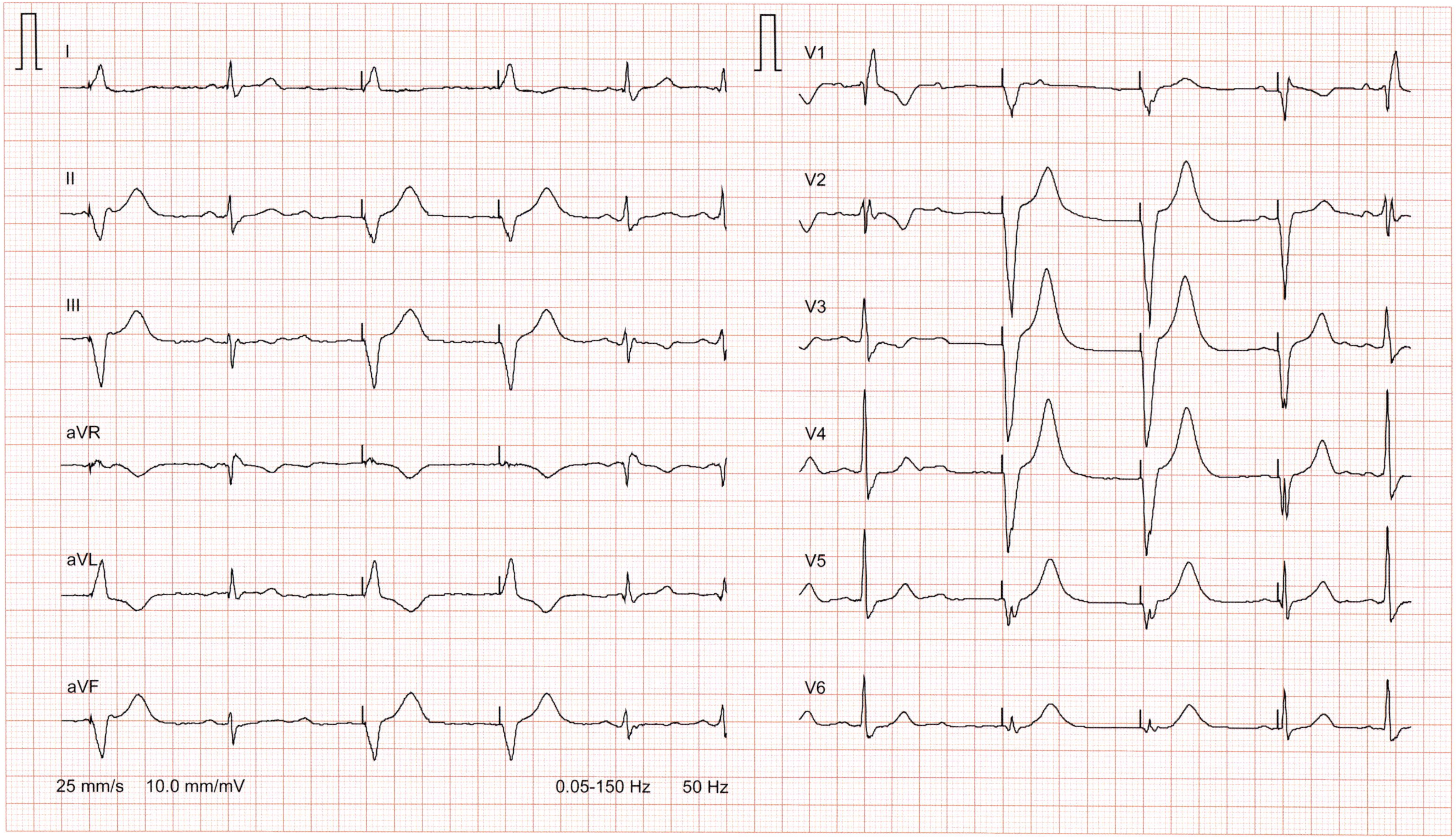
I
II
III
aVR
aVL
aVF
V1
V2
V3
V4
V5
V6
25 mm/s
10.0 mm/mV
0.05-150 Hz
50 Hz

Fall 58

Herr G. kommt zu Ihnen in das kardiologische Ambulatorium, da sein Schrittmacher seit zwei Tagen regelmäßig einen Pfeifton abgibt. Der Schrittmacher (Einkammer Schrittmacher, Modus VVI) wurde vor zwölf Jahren aufgrund eines Sick-Sinus-Syndroms implantiert und hatte bis jetzt problemlos funktioniert. Herr G. verneint aktuell thorakale Schmerzen, Atemnot oder Synkopen.

1

Vitalparameter

- Blutdruck 147/76 mmHg, Puls 75 Schläge/Minute, S_pO_2 97% unter Raumluft

Lösung

2 Erster Eindruck

3 Interpretation

4 Unsicherheiten

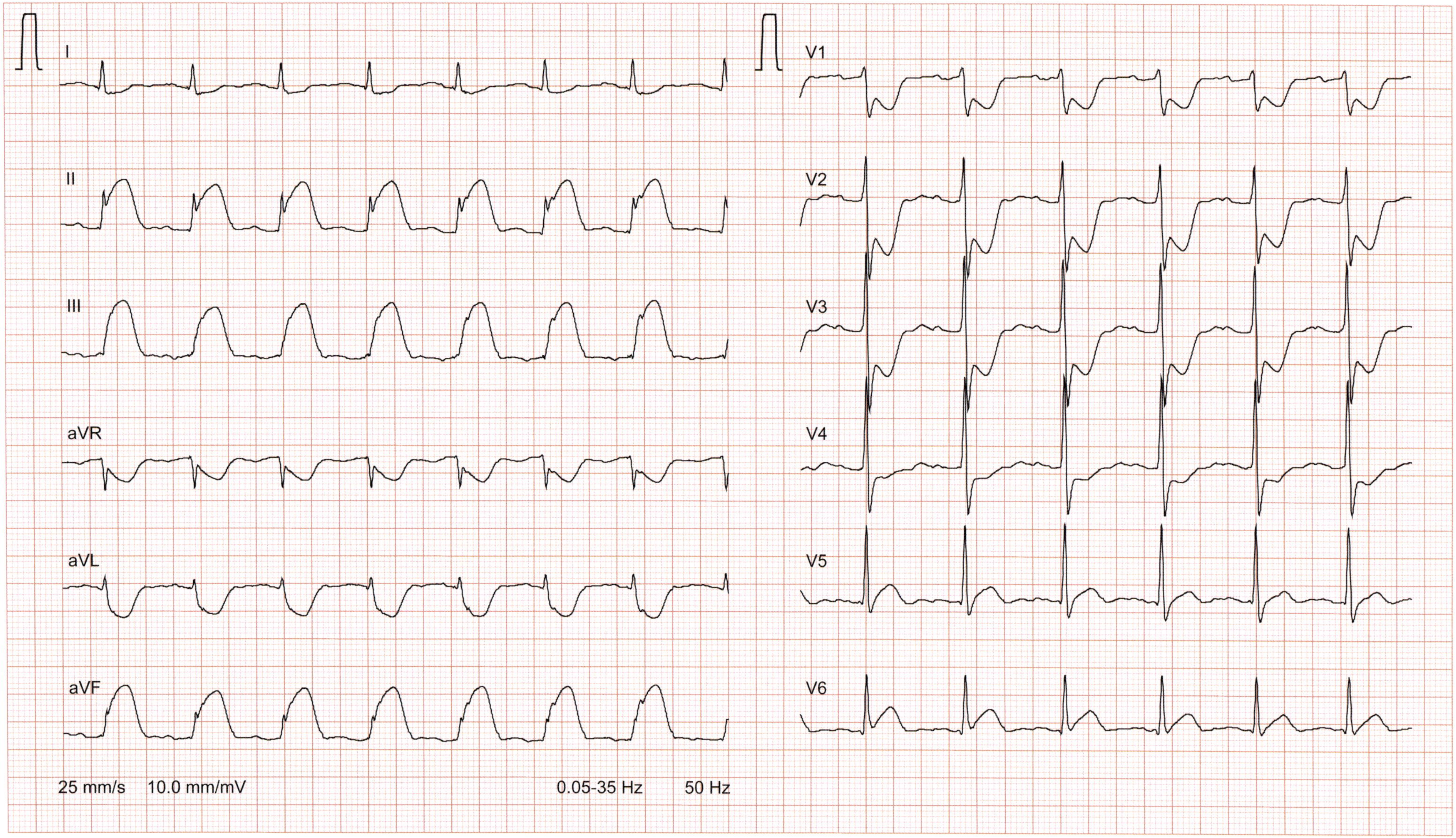
I
II
III
aVR
aVL
aVF
V1
V2
V3
V4
V5
V6
25 mm/s 10.0 mm/mV 0.05-35 Hz 50 Hz

Fall 59

Frau S. wird von ihrem Ehemann in den frühen Abendstunden auf die Notaufnahme gebracht: Nach dem Mittagessen mit Freunden hatte die 55-jährige Patientin über epigastrische Schmerzen geklagt. Frau S. hatte diese auf das Mittagessen zurückgeführt. Auf die Einnahme von Paracetamol, Pantoprazol und Novalgin kam es nur zu einer geringen Linderung der Beschwerden. Frau S. nimmt aufgrund von erhöhtem Cholesterin ein Statin ein, weiters Amlodipin und Aspirin wegen einer Hypertonie und einer Carotisatheromatose. Der Ehemann von Frau S. hatte die Patientin zur Vorstellung überredet, nachdem sie zunehmend schlechter ausgesehen hatte. Sie haben Dienst und übernehmen die Patientin. Frau S. hat weiterhin Schmerzen im Epigastrium, ist blass und wirkt lethargisch.

1

Vitalparameter

- Blutdruck 164/81 mmHg, Puls 88 Schläge/Minute, S_pO_2 97% unter Raumluft

Lösung

2 **Erster Eindruck**

3 **Interpretation**

4 **Unsicherheiten**

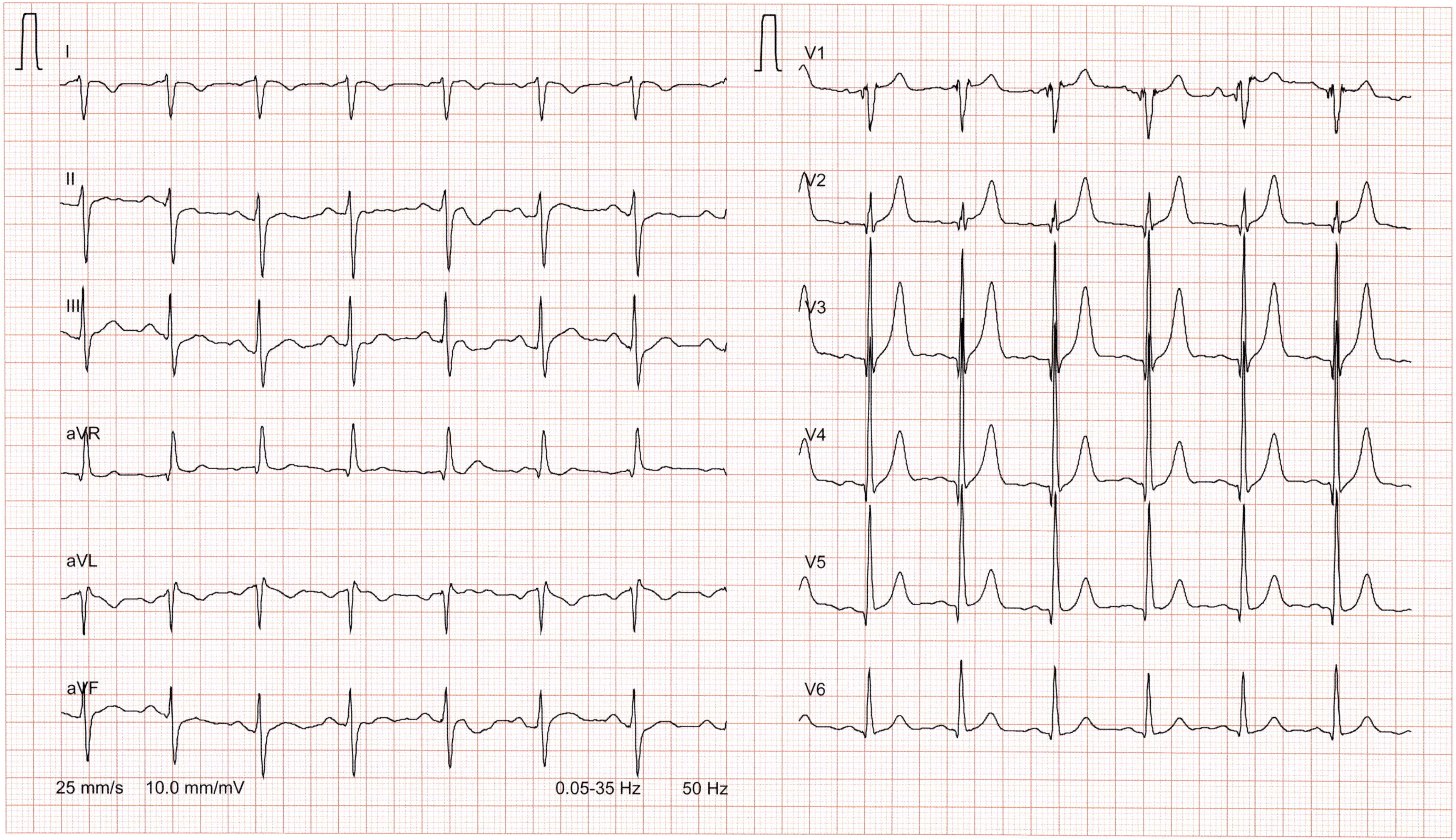
I
II
III
aVR
aVL
aVF
V1
V2
V3
V4
V5
V6
25 mm/s
10.0 mm/mV
0.05-35 Hz
50 Hz

Fall 60

Herr F. klagte vor einer Woche über akute, kolikartige Oberbauchschmerzen. Er ist Diabetiker, raucht seit 30 Jahren fünf Zigaretten pro Tag und nimmt Perindopril aufgrund einer arteriellen Hypertonie ein. Bei Cholezystolithiasis und Verdacht auf Steinabgang wurde die Indikation zur Cholezystektomie gestellt. Herr F. wurde dafür stationär auf der Chirurgie aufgenommen und elektiv cholezystektomiert. Unmittelbar postoperativ klagt der Patient im Aufwachraum über rasch zunehmende retrosternale Schmerzen. Sie werden im Rahmen eines notfallmäßigen Konsils durch den Operateur in den Aufwachraum hinzugerufen. Die aktuellen Beschwerden passen für den Operateur nicht zu einer postoperativen Komplikation.

Vitalparameter

- Blutdruck 102/65 mmHg, Puls 92 Schläge/Minute, S_pO_2 87% unter Raumluft, unter 2 l Sauerstoff bei 94%

Lösung

1

2 Erster Eindruck

3 Interpretation

4 Unsicherheiten

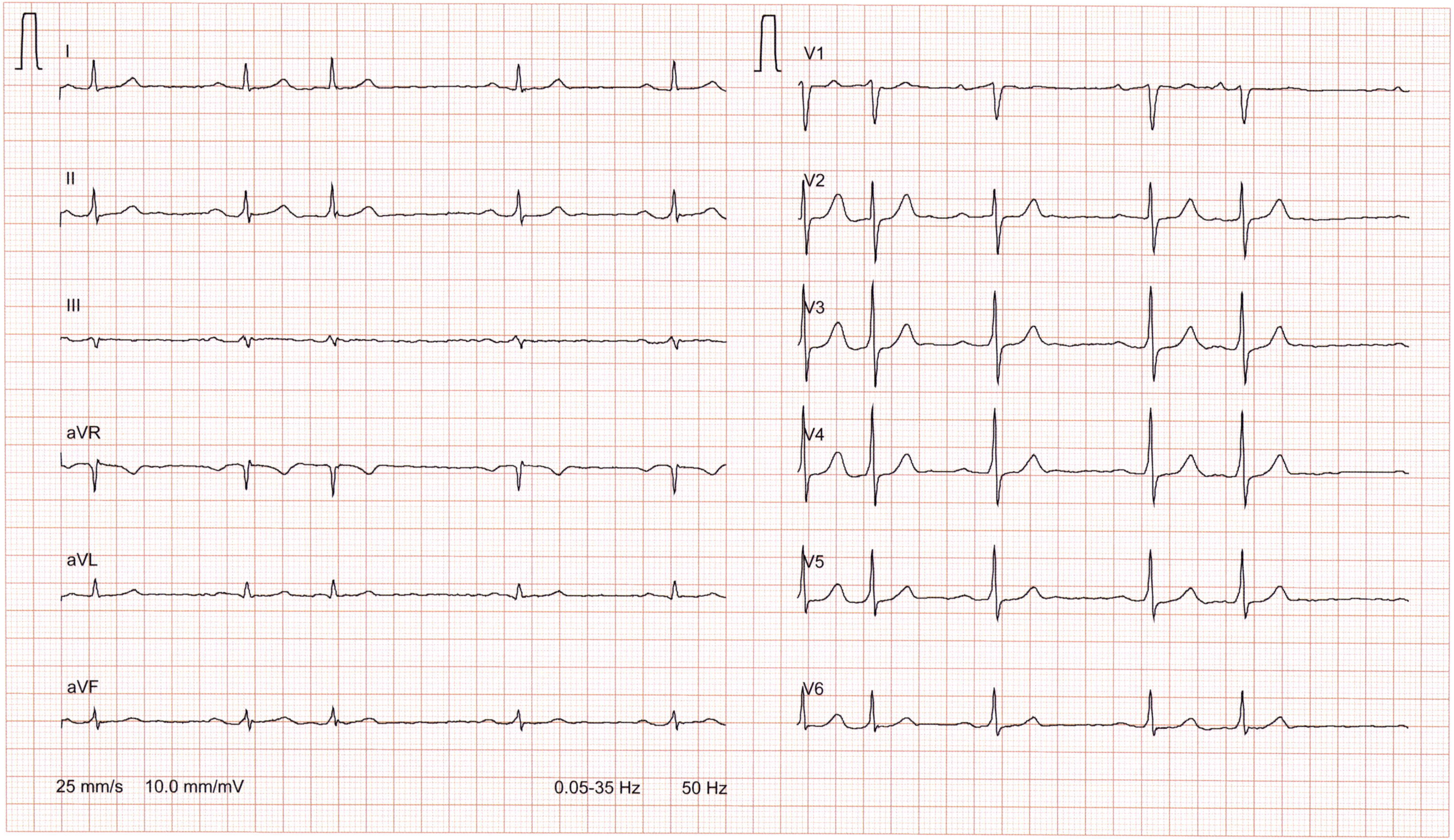
I
II
III
aVR
aVL
aVF
V1
V2
V3
V4
V5
V6
25 mm/s 10.0 mm/mV
0.05-35 Hz
50 Hz

Fall 61

Nach Ihrer Visite auf einer internistischen Bettenstation sitzen Sie in Ihrem Arztbüro. Es klopft an der Tür: Eine Kollegin von der Bettenstation der Augenheilkunde kommt mit einem EKG herein. Bei ihrer Patientin – Frau H. – wurde heute eine Vitrektomie durchgeführt. Intraoperativ war dem Kollegen der Anästhesie eine Rhythmusstörung am Monitor aufgefallen. Er habe der Stationsärztin empfohlen ein EKG zu schreiben. Die Patientin nimmt Rivaroxaban aufgrund von Vorhofflimmern ein, dies war vorab wegen der Operation pausiert worden. Die Kollegin der Augenheilkunde glaubt nicht, dass etwas Schlimmes vorliege, da die Patientin kardial beschwerdefrei ist. Sie wäre dankbar um Unterstützung bei der Interpretation des EKGs.

Vitalparameter

- Blutdruck 165/85 mmHg, Puls 48 Schläge/Minute, S_pO_2 98% bei Raumluft

Lösung

1

2 Erster Eindruck

3 Interpretation

4 Unsicherheiten

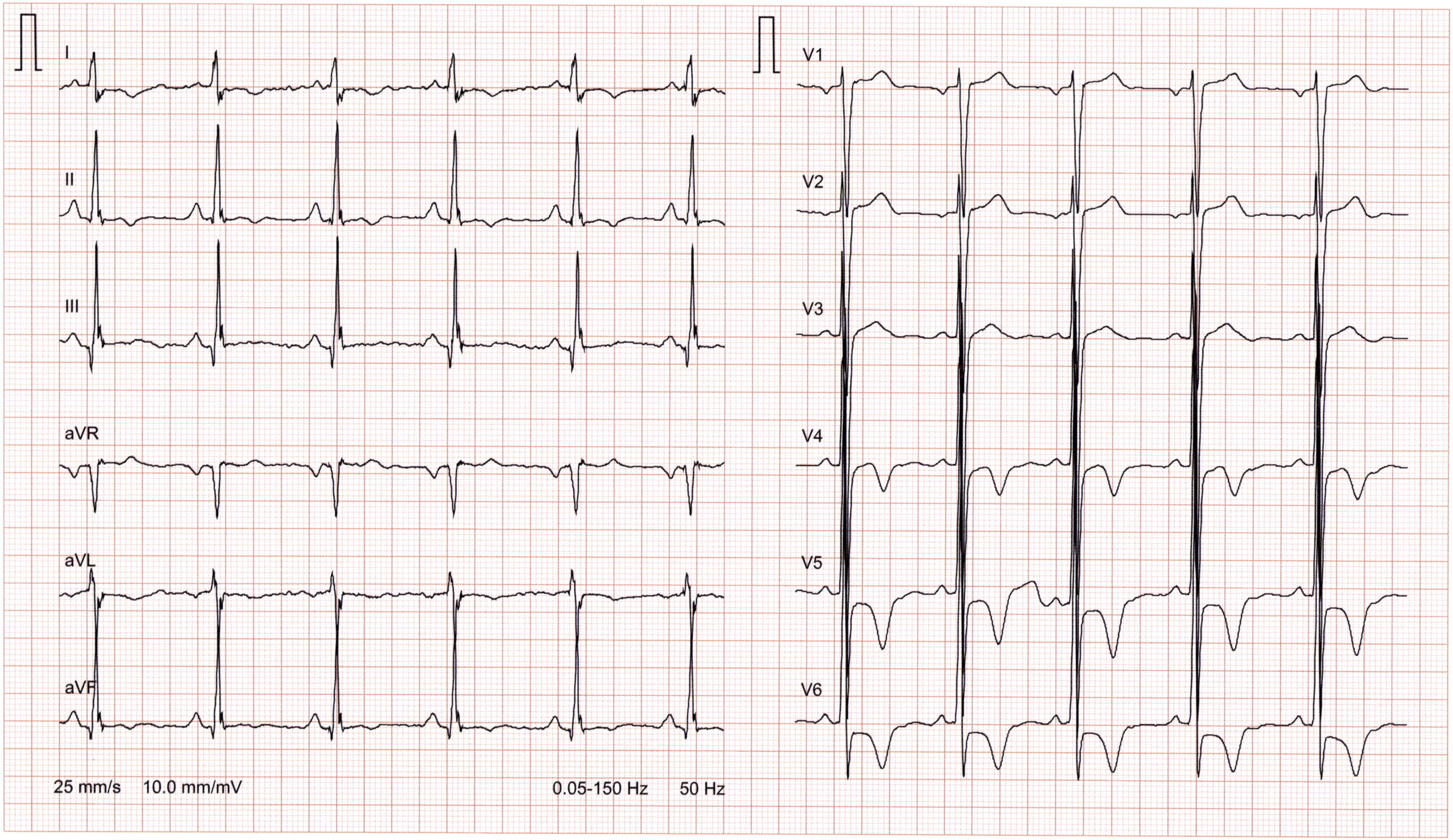
I
II
III
aVR
aVL
aVF
V1
V2
V3
V4
V5
V6
25 mm/s
10.0 mm/mV
0.05-150 Hz
50 Hz

Fall 62

Der 45-jährige Herr P. hat einen bekannten Hypertonus. Aufgrund diverser Nebenwirkungen auf Antihypertensiva hat er bis dato jedoch jede Therapie nach kurzer Zeit wieder abgebrochen. Er nimmt auch sonst keine Medikamente ein, da er meist die im Beipackzettel beschriebenen Nebenwirkungen verspüre. Heute kommt er zu Ihnen in die Praxis, da er seit mehreren Wochen über zunehmende Atemnot klagt. Beinödeme, Husten oder Brustschmerzen werden verneint. Er wäre bei Belastung auch nicht mehr so leistungsfähig.

1

Vitalparameter

- Blutdruck 196/102 mmHg, Puls 81 Schläge/Minute, S_pO_2 bei 99% bei Raumluft

Lösung

2 **Erster Eindruck**

3 **Interpretation**

4 **Unsicherheiten**

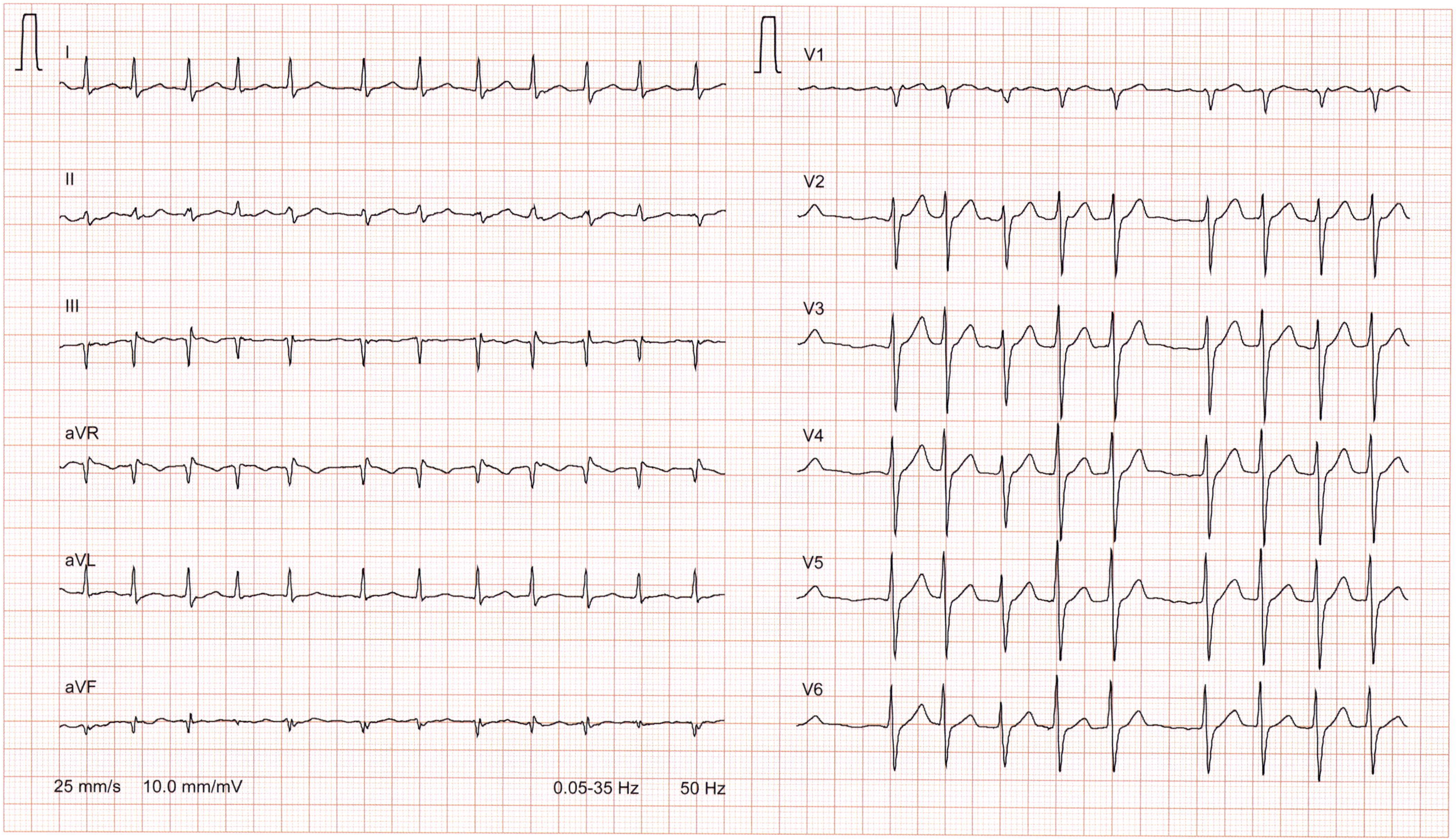
I
II
III
aVR
aVL
aVF
V1
V2
V3
V4
V5
V6
25 mm/s
10.0 mm/mV
0.05-35 Hz
50 Hz

Fall 63

Herr I. wird im Nachtdienst von der Intensivstation auf Ihre Bettenstation verlegt. Er war vor einer Woche mit einer akuten Lungenentzündung eingewiesen worden und musste bei respiratorischem Versagen intubiert werden. Kurz nach der Intubation kam es zu einer kurzen Episode von Vorhofflimmern am Monitor, der Patient ist unter Edoxaban bei paroxysmalem Vorhofflimmern. Nach vier Tagen konnte Herr I. wieder extubiert werden. Bei Verlegung benötigt er noch drei Liter Sauerstoff über Nasenbrille. Er gibt aktuell keine Schmerzen an und fühlt sich noch ziemlich schwach, ist aber froh von der Intensivstation verlegt worden zu sein. Dort wäre es immer sehr hektisch und laut, man könne so gut wie nicht schlafen. In der elektronischen Patientenkurve fällt Ihnen eine tachykarde Herzfrequenz auf, die bis kurz vor Verlegung noch nicht nachweisbar war. Sie veranlassen ein EKG.

Vitalparameter

- Blutdruck 115/64 mmHg, Puls 124 Schläge/Minute, S_pO_2 98% unter 3 l Nasenbrille

Lösung

1

2 **Erster Eindruck**

3 **Interpretation**

4 **Unsicherheiten**

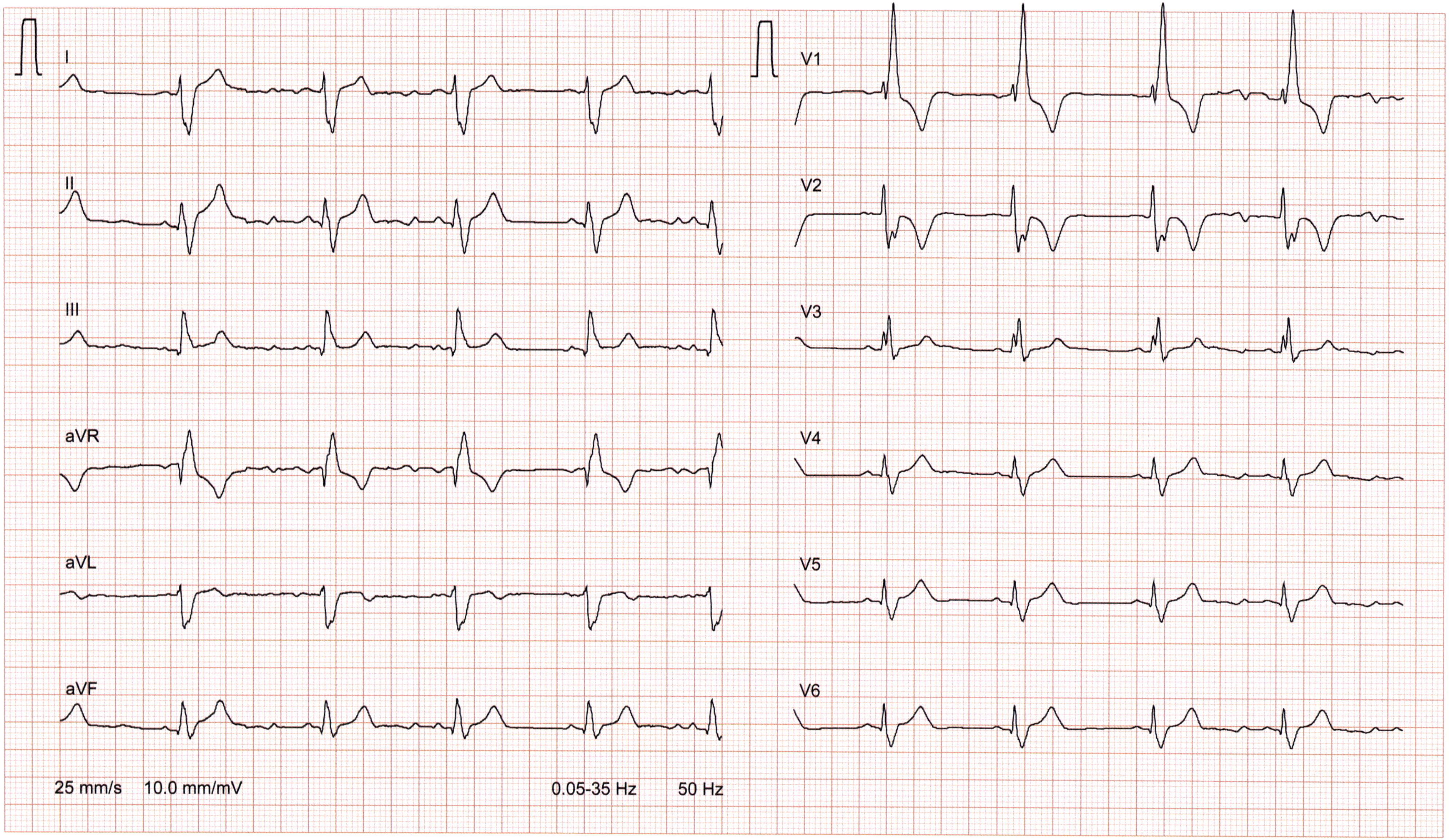
I
II
III
aVR
aVL
aVF
V1
V2
V3
V4
V5
V6
25 mm/s
10.0 mm/mV
0.05-35 Hz
50 Hz

Fall 64

1

Frau A. leidet seit einer schweren Lungenembolie vor fünf Jahren an einer chronischen pulmonalen Hypertonie. Sie ist Rollatormobil und benötigt kontinuierlich Sauerstoff. Frau A. sucht das pneumologische Ambulatorium für eine Verlaufskontrolle auf. Frau A. gibt an, dass die Atemnot in den letzten Tagen schwankend, aber in Summe erträglich sei. Eine Echokardiographie ist geplant, vorab wird ein Verlaufs-EKG geschrieben und Ihnen vorgelegt. Dieses ist ohne Veränderung zu einem Vor-EKG vor einem halben Jahr.

Vitalparameter

- Blutdruck 112/64 mmHg, Puls 86 Schläge/Minute, S_pO_2 96% unter 4 l Sauerstoff

Lösung

2 Erster Eindruck

3 Interpretation

4 Unsicherheiten

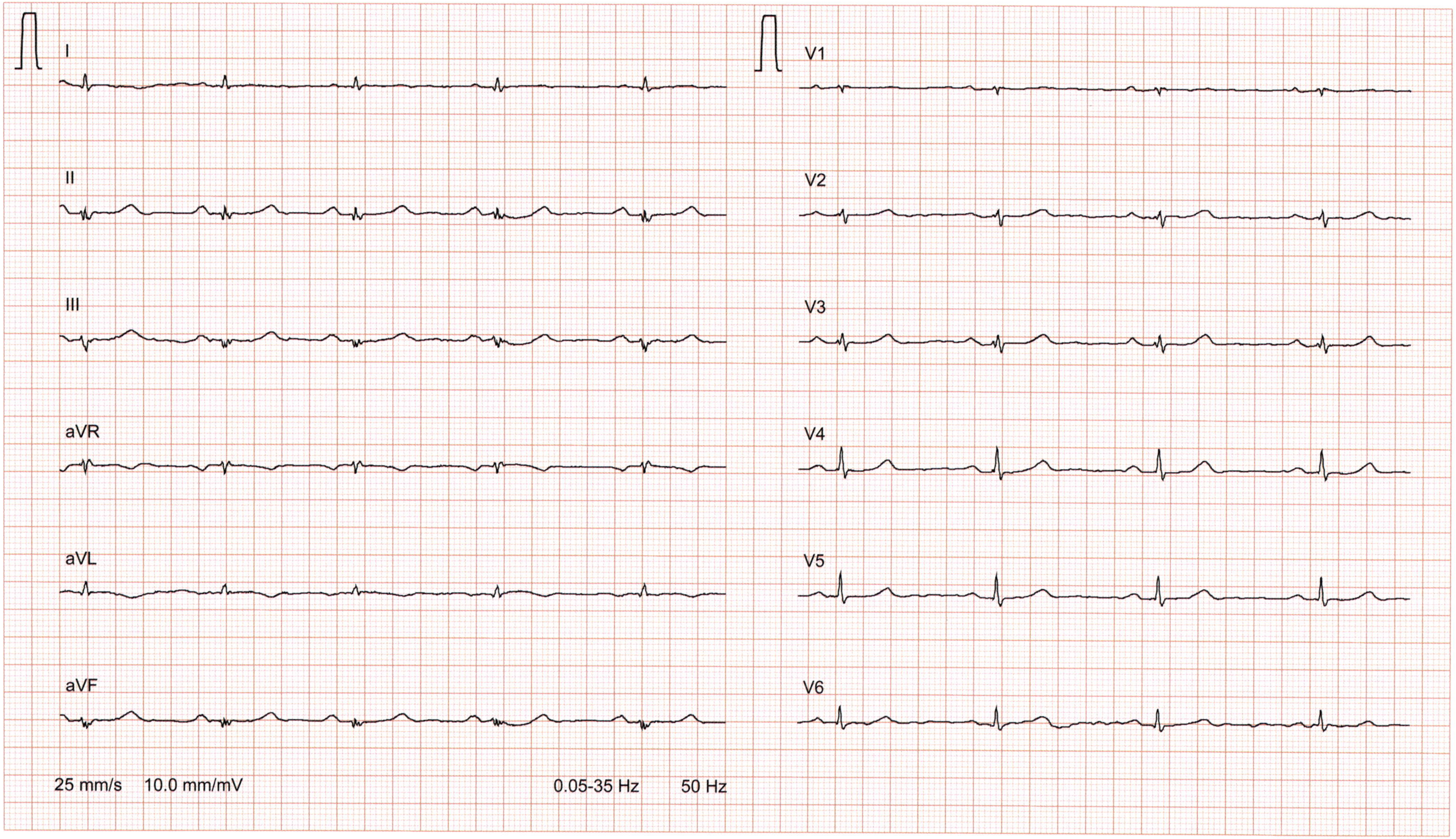
I
II
III
aVR
aVL
aVF
V1
V2
V3
V4
V5
V6
25 mm/s
10.0 mm/mV
0.05-35 Hz
50 Hz

Fall 65

Frau U. leidet an einer chronisch obstruktiven Lungenerkrankung. Bei zunehmender Atemnot verständigt der Bruder der Patientin den Rettungsdienst. Frau U. wird zu Ihnen auf die Notfallstation gebracht. Neben der COPD (Stadium Gold 3B) sind eine arterielle Hypertonie und ein Diabetes mellitus bekannt. Die Patientin nimmt Metoprolol und Metformin ein. Unter 2 l Sauerstoff über Nasenbrille ist die Atemnot deutlich besser. Frau U. beklagt allgemeine Abgeschlagenheit, Schmerzen werden verneint. Neben einem Röntgen der Lunge wird auch ein Eintritts-EKG geschrieben.

Vitalparameter

- Blutdruck 156/81 mmHg, Puls 84 Schläge/Minute, S_pO_2 91% unter 2 l Nasenbrille

Lösung

1

2 Erster Eindruck

3 Interpretation

4 Unsicherheiten

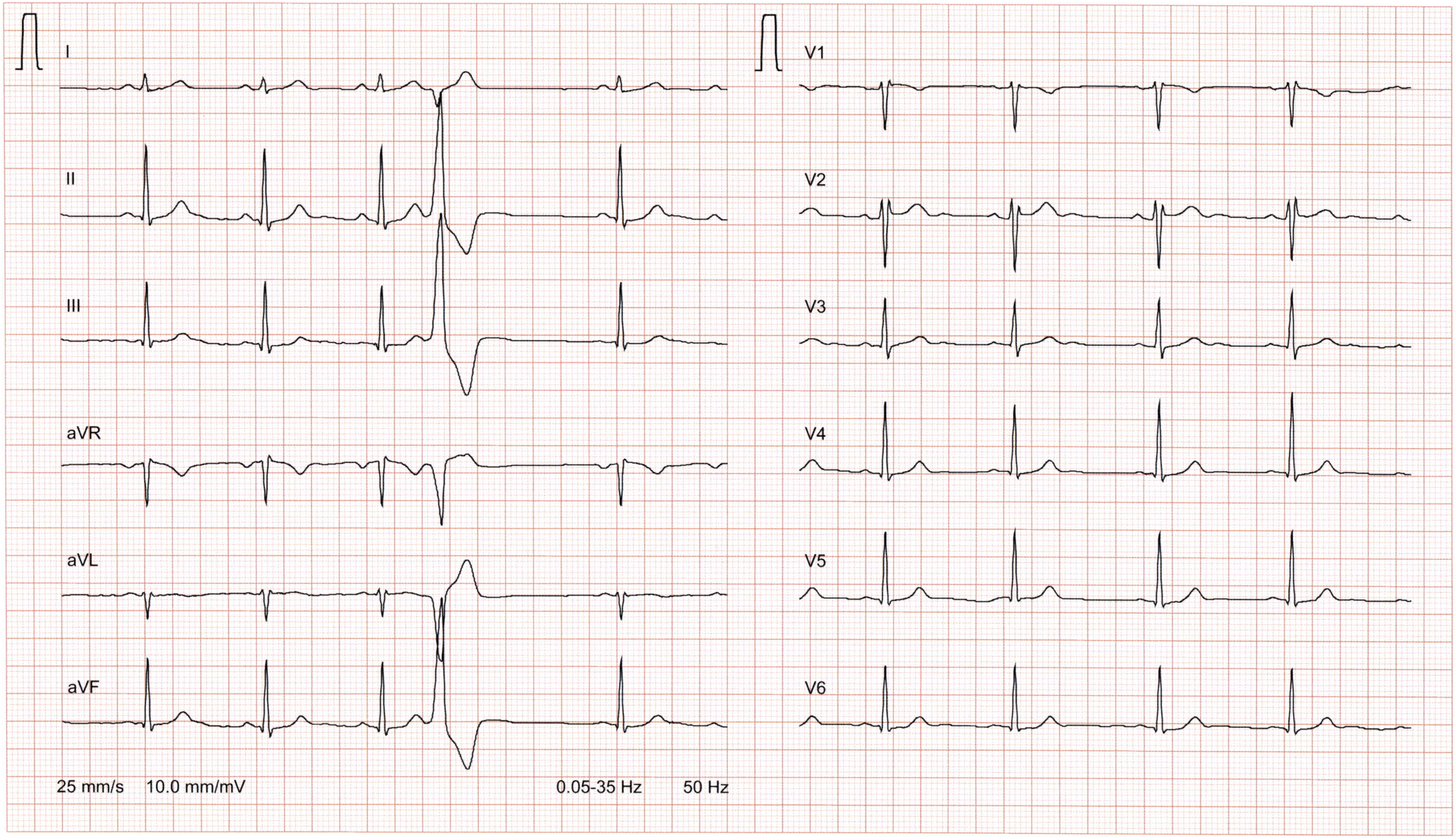
I
II
III
aVR
aVL
aVF
V1
V2
V3
V4
V5
V6
25 mm/s
10.0 mm/mV
0.05-35 Hz
50 Hz

Fall 66

Die 22-jährige Frau A. sucht Ihre Praxis wegen rezidivierenden Herzstolperns auf. Abgesehen von einer totalen Thyroidektomie aufgrund eines autonomen Schilddrüsenadenoms ist sie gesund. Sie nimmt täglich 0,125 mg L-Thyroxin ein. Der TSH-Spiegel ist seit Jahren stabil gut eingestellt. Die Patientin hat keine Kinder, ist Nichtraucherin und sportlich. In der Familie sind keine Herzerkrankungen bekannt. Einen beschleunigten Herzschlag verspüre sie nie, es wären vielmehr die Pausen, die ihr unangenehm seien.

1

Vitalparameter

- Blutdruck 124/74 mmHg, Puls 72 Schläge/Minute, S_pO_2 96% unter Raumluft

Lösung

2 Erster Eindruck

3 Interpretation

4 Unsicherheiten

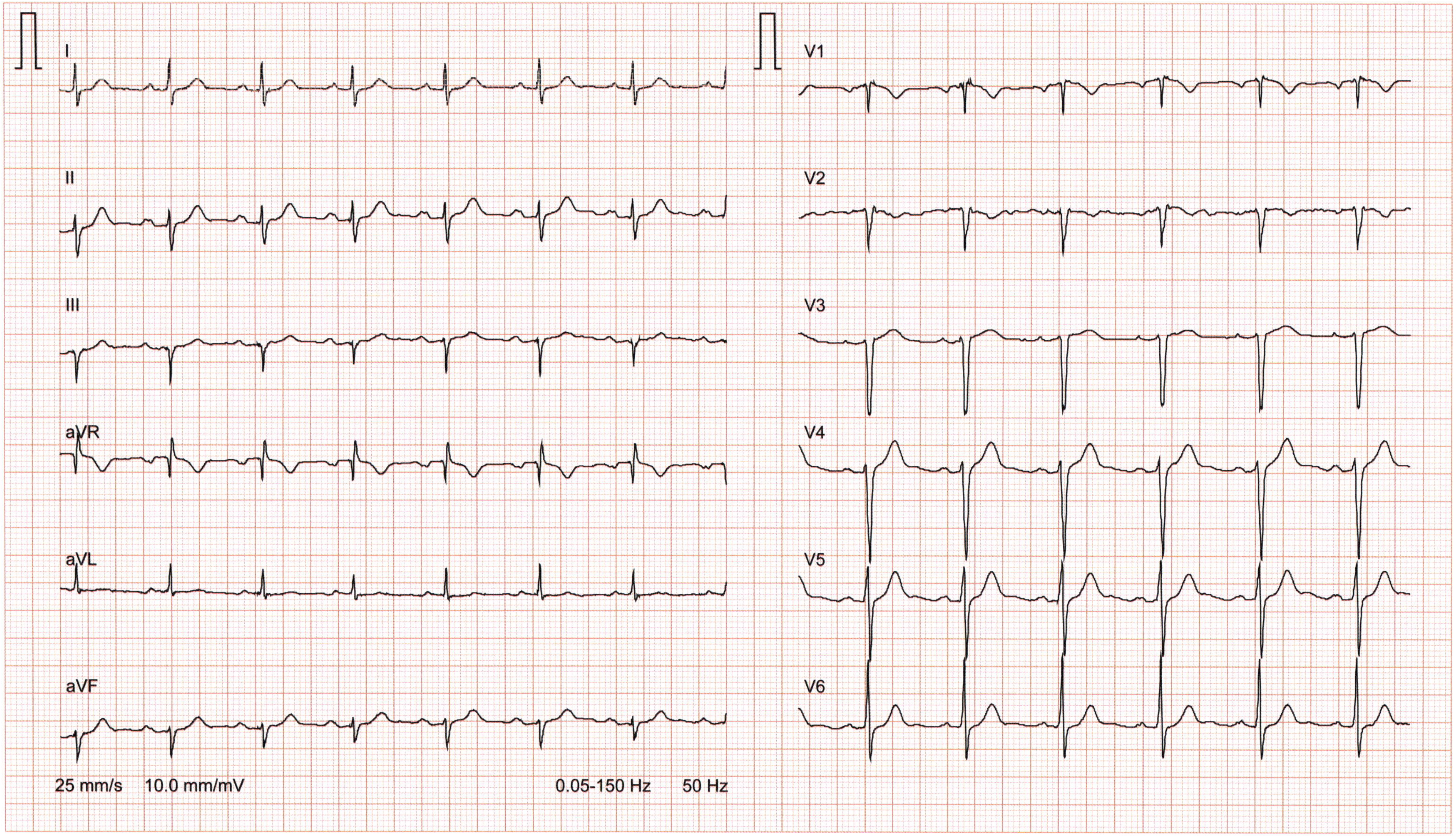
I
II
III
aVR
aVL
aVF
V1
V2
V3
V4
V5
V6
25 mm/s 10.0 mm/mV
0.05-150 Hz 50 Hz

Fall 67

Frau H. kommt in Ihre Praxis zur Jahreskontrolle nach N-STEMI. Vor einem Jahr wurde eine hochgradige Stenose des Ramus circumflexus mittels Stent versorgt. Die Patientin ist nach abgeschlossener ambulanter Rehabilitation beschwerdefrei und wieder in ihrem Beruf als Verlegerin tätig. Die sechzigjährige Patientin ist gut leistungsfähig und nimmt ihre Medikamente gewissenhaft ein. Das aktuelle EKG ist unverändert zu dem Austritts-EKG vor einem Jahr.

1

Vitalparameter

- Blutdruck 116/78 mmHg, Puls 84 Schläge/Minute, S_pO_2 98% unter Raumluft

Lösung

2 **Erster Eindruck**

3 **Interpretation**

4 **Unsicherheiten**

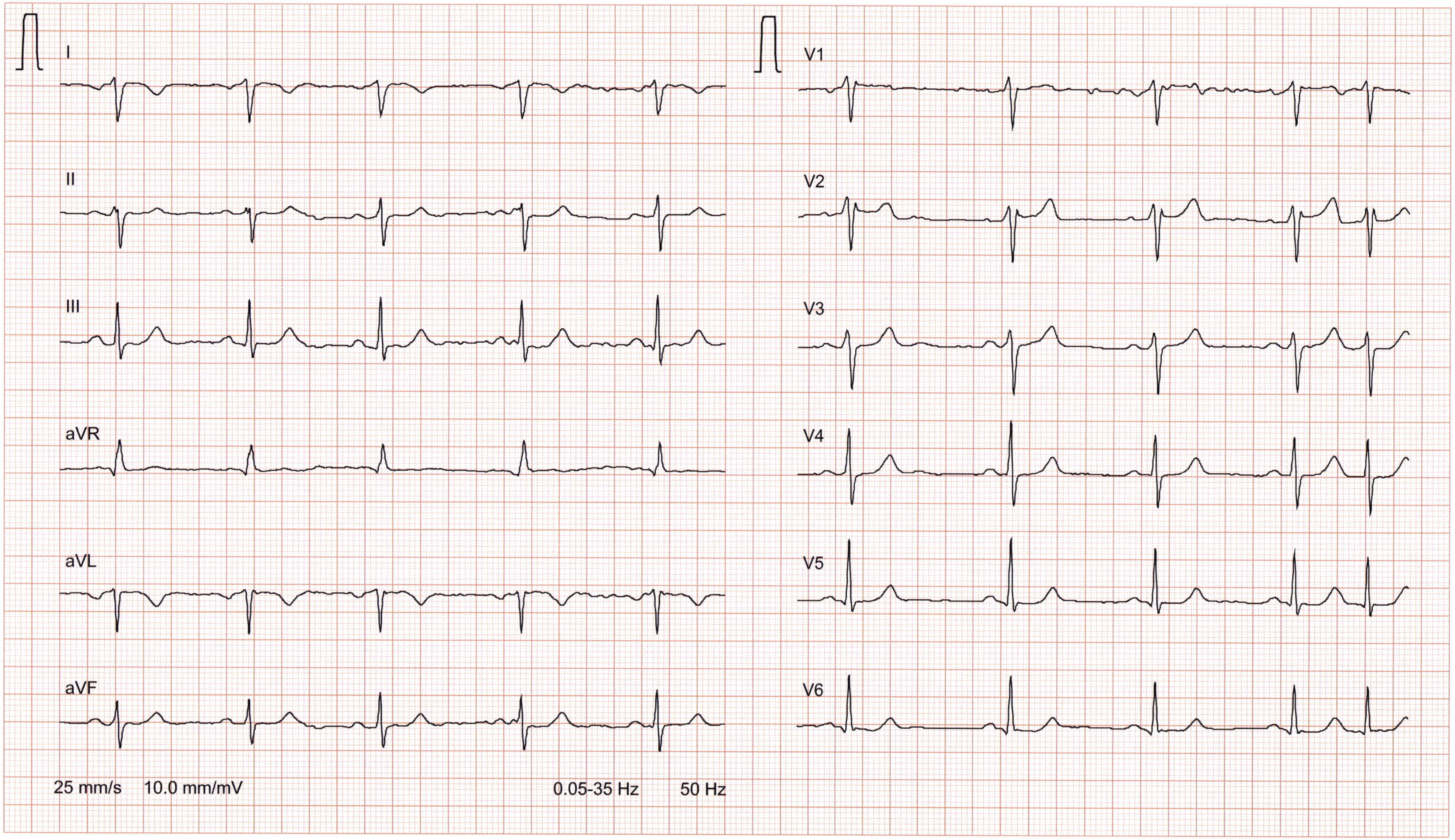
I
II
III
aVR
aVL
aVF
V1
V2
V3
V4
V5
V6
25 mm/s 10.0 mm/mV
0.05-35 Hz 50 Hz

Fall 68

1

Sie unterrichten Studenten in einem EKG-Kurs an der Universität. Sie beaufsichtigen eine Studentengruppe, die Studierenden üben gegenseitig die korrekte Elektrodenanlage und Durchführung des EKG. Ein junger Kollege – Herr Y. – kommt mit einem EKG-Ausdruck auf Sie zu. Das EKG sei bei ihm abgeleitet worden, er wolle eine Zweitmeinung ob dies pathologisch sei, da es ihm komisch vorkomme. Er habe bereits ein EKG beim Militär erhalten, damals habe er ein unauffälliges EKG gehabt. Beschwerden hat er aktuell keine.

Vitalparameter

- Blutdruck 116/78 mmHg, Puls 84 Schläge/Minute, S_pO_2 98% unter Raumluft

Lösung

2 Erster Eindruck

3 Interpretation

4 Unsicherheiten

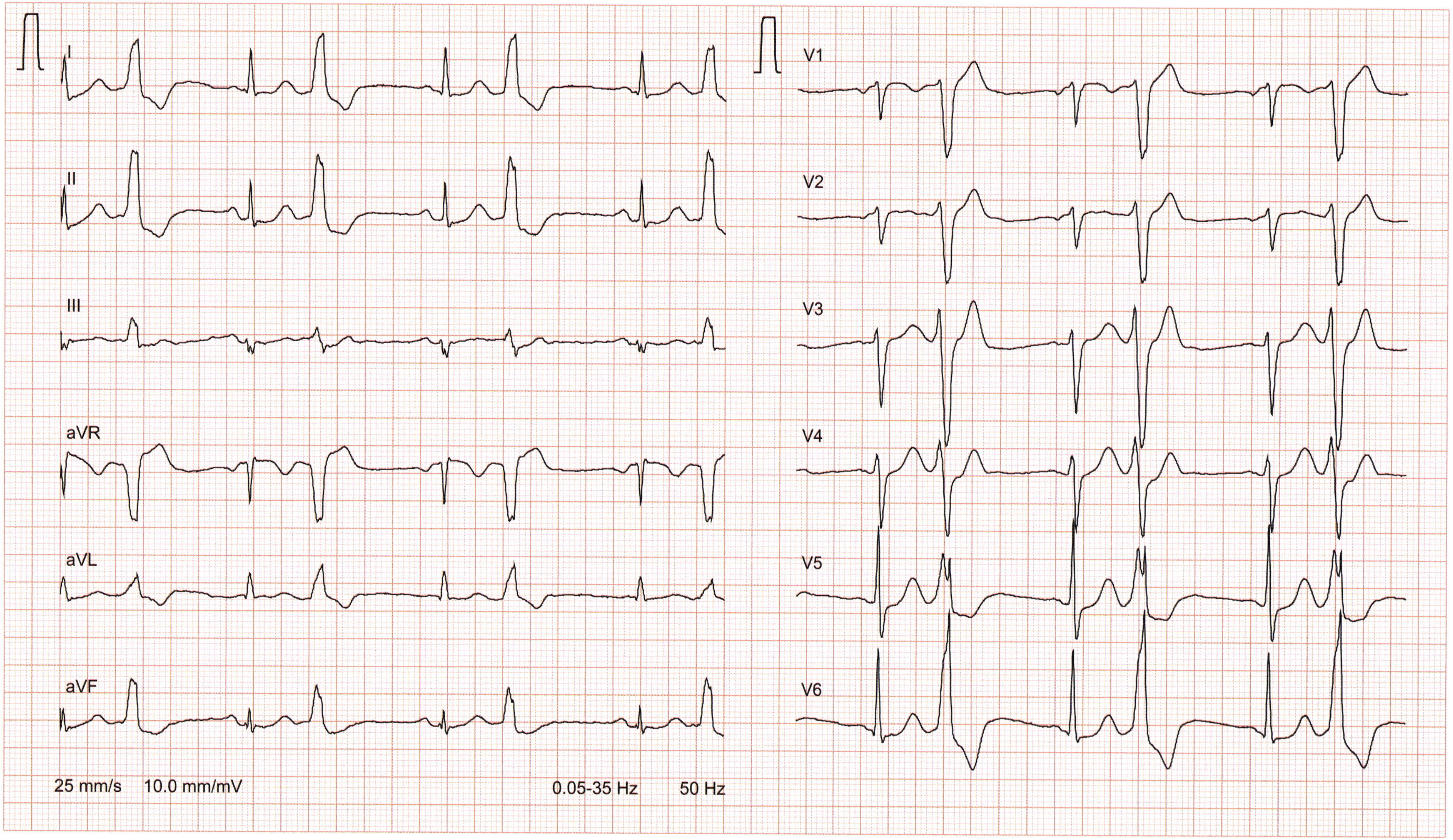
I
II
III
aVR
aVL
aVF
V1
V2
V3
V4
V5
V6
25 mm/s
10.0 mm/mV
0.05-35 Hz
50 Hz

Fall 69

Bei Herrn M. ist eine koronare Herzkrankheit bekannt. Er erlitt vor fünf Wochen einen Hinterwandinfarkt, von dem er sich wieder gut erholt hat. Er sucht nun Ihre Praxis auf, da er seit heute früh über thorakales Unwohlsein und Herzstolpern klagt. Brustschmerzen oder Atemnot werden verneint. Er habe diese Beschwerden bereits einige Male in den letzten Wochen gehabt. Die aktuelle Episode dauert jedoch im Gegensatz zu den vorigen deutlich länger an. Herr M. ist etwas beunruhigt und möchte eine Beurteilung.

1

Vitalparameter

- Blutdruck 122/61 mmHg, Puls 84 Schläge/Minute, S_pO_2 96% unter Raumluft

Lösung

2 **Erster Eindruck**

3 **Interpretation**

4 **Unsicherheiten**

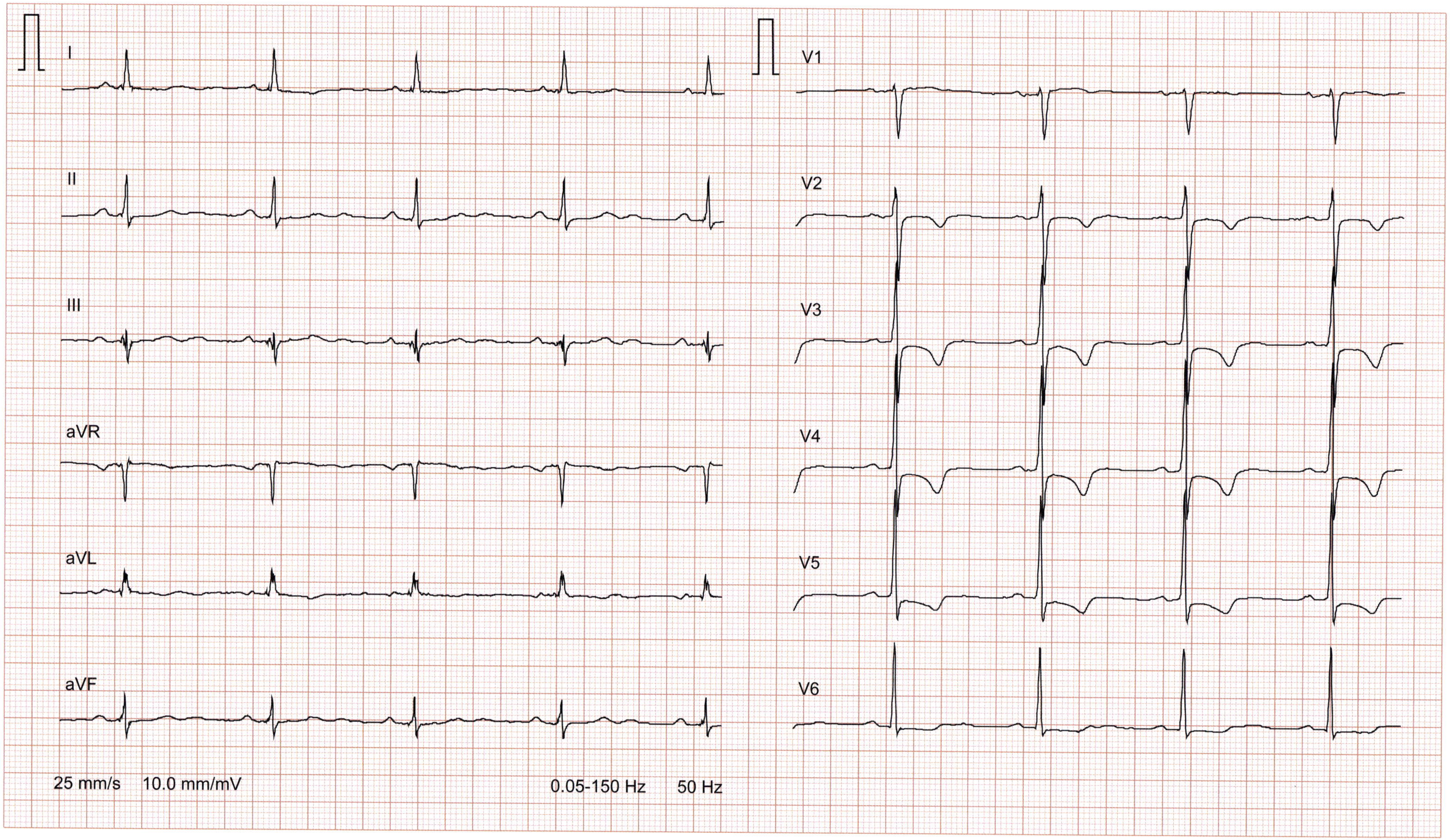
I
II
III
aVR
aVL
aVF
V1
V2
V3
V4
V5
V6
25 mm/s
10.0 mm/mV
0.05-150 Hz
50 Hz

Fall 70

Frau I. wird Ihnen durch die Hausärztin mit Verdacht auf stabile Angina pectoris zur Ergometrie und weiteren Abklärung zugewiesen. Frau I. kommt selbstständig in das Ambulatorium. Die 75-jährige Patientin ist körperlich aktiv und geht regelmäßig wandern. Im Rahmen der letzten Wanderungen kam es zu einem zunehmenden thorakalen Druckgefühl, welches in Ruhe prompt sistierte. Frau I. hatte auch das Nitrospray ihres Gatten während einer Schmerzattacke verwendet, da ihm das immer helfe. Auch bei ihr brachte das Nitrospray eine prompte Besserung der thorakalen Schmerzen. Bis auf pflanzliche Mittel und ein Sartan bei Hypertonie nimmt die Patientin keine Medikamente ein. Vor der Ergometrie wird ein EKG durchgeführt und Ihnen zur Befundung vorgelegt.

1

Vitalparameter

- Blutdruck 137/76 mmHg, Puls 60 Schläge/Minute, S_pO_2 96% unter Raumluft

Lösung

2 **Erster Eindruck**

3 **Interpretation**

4 **Unsicherheiten**

Anhang

Diagnose	Seite	Themenkomplex
AV-Block I°	18	Normales EKG
Hypocalcämie	20	Extrakardiale Ursachen
STEMI mit RSB	22	Ischämie
Normokarder Sinusrhythmus – Steiltyp	24	Normales EKG
Zitterartefakt	26	Normales EKG
U-Welle	28	Normales EKG
Verpolte Sinusbradykardie	30	Bradykardien
Hauptstamm Ischämie	32	Ischämie
AV-Block III°	34	Blockbilder
DDD Schrittmacher	36	Sonstige Veränderungen
Sinustachykardie	38	Tachykardie
Lateraler STEMI	40	Ischämie
Hyperkaliämie	42	Extrakardiale Ursachen
AV-Block II – Mobitz	44	Blockbilder
Perikarditis	46	Extrakardiale Ursachen
Hauptstamm Ischämie	48	Ischämie
Normokarder Sinusrhythmus	50	Normales EKG
Linksschenkelblock	52	Blockbilder
QT Verlängerung	54	Extrakardiale Ursachen
Inferiorer STEMI	56	Ischämie
Bifaszikulärer Block	58	Blockbilder
Sinusarrhythmie	60	Normales EKG
N-STEMI	62	Ischämie
AV-Block II – Wenkebach	64	Blockbilder
AV Re-Entry Tachykardie	66	Tachykardie
N-STEMI	68	Ischämie
Tachykard Vorhofflattern	70	Tachykardie
Tachykardes Vorhofflimmern	72	Tachykardie
Lateraler STEMI	74	Ischämie
Lungenembolie	76	Extrakardiale Ursachen
Bifaszikulärer Block	78	Blockbilder
N-STEMI	80	Ischämie
Anteriorer STEMI	82	Ischämie
Sinusbradykardie	84	Bradykardien
AV-Block II° – Wenkebach	86	Blockbilder

Diagnose	Seite	Themenkomplex
Normokardes Vorhofflimmern	88	Arrhythmien
Inkompletter Trifaszikulärer Block	90	Blockbilder
Sinustachykardie	92	Tachykardie
Inferiorer STEMI	94	Ischämie
QT Verlängerung	96	Extrakardiale Ursachen
T-Negativierung inferior	98	Ischämie
AV-Block III	100	Bradykardien
Anteriorer STEMI	102	Ischämie
AV nodale Re-Entry Tachykardie	104	Tachykardie
Rechtsschenkelblock	106	Blockbilder
N-STEMI	108	Ischämie
Lungenembolie	110	Extrakardiale Ursachen
Linksschenkelblock	112	Blockbilder
Kammerersatzrhythmus	114	Bradykardien
Normokardes Vorhofflattern	116	Arrhythmien
AV nodale Re-Entry Tachykardie	118	Tachykardie
AAI Schrittmacher	120	Sonstige Veränderungen
Normokardes Vorhofflimmern	122	Arrhythmien
Asystolie	124	Sonstige Veränderungen
Kammertachykardie	126	Tachykardie
Linksanteriorer Hemiblock	128	Blockbilder
VVI Pacemaker	130	Sonstige Veränderungen
Intermittierender Pacemaker	132	Sonstige Veränderungen
Inferiorer STEMI	134	Ischämie
Erstickungs T, verpolt	136	Ischämie
Supraventrikuläre Extrasystolen	138	Arrhythmien
Linksherzhypertrophie	140	Sonstige Veränderungen
Tachykardes Vorhofflimmern	142	Tachykardie
Normokarder Sinusrhythmus – überdrehter Rechtstyp	144	Blockbilder
Periphere Niedervoltage	146	Sonstige Veränderungen
Ventrikuläre Extrasystolen	148	Normales EKG
Normokarder Sinusrhythmus – überdrehter Linkstyp	150	Normales EKG
Verpolung	152	Normales EKG
Bigeminus	154	Arrhythmien
T-Negativierung anterior	156	Ischämie

Kurzvita des Autors

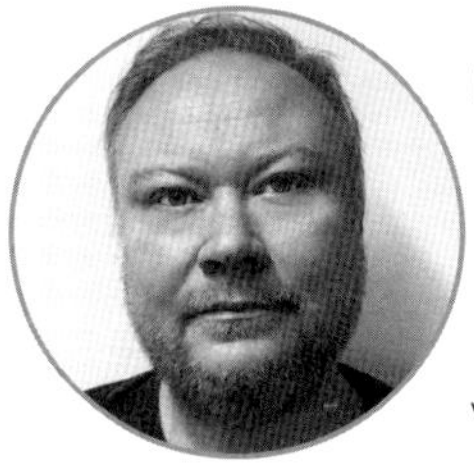

Dr. med. univ. David Hörburger ist Oberarzt mbF für Allgemeine Innere Medizin am Kantonsspital St. Gallen und klinischer Dozent an der Universität Zürich. Seit über 15 Jahren engagiert er sich leidenschaftlich in der medizinischen Lehre – mit besonderem Schwerpunkt auf der verständlichen Vermittlung komplexer Inhalte wie der EKG-Diagnostik.

Seine didaktische Ausbildung umfasst ein Masterstudium in Medical Education an der Universität Bern sowie diverse Medizindidaktik Fortbildungen der Medizinischen Universität Wien und des Royal College of Physicians. Als Lehrbeauftragter der Universitäten Zürich, St. Gallen und Wien gestaltet er Vorlesungen, Seminare und praktische Kurse für Studierende der Humanmedizin, Zahnmedizin und Medizinischen Informatik.

Seine langjährige Organisation und Durchführung von EKG-Kursen, die seit 2017 fester Bestandteil der medizinischen Ausbildung in St. Gallen sind, hat ihn dazu veranlasst, die Inhalte seiner Kurse auch einer breiten Leserschaft zur Verfügung zu stellen.

Mit seiner Masterarbeit zum „EKG Atlas St. Gallen" und seiner Mitwirkung an der Entwicklung von Prüfungsfragen für das schweizerische Staatsexamen und die Facharztprüfung Innere Medizin verbindet Dr. Hörburger klinische Expertise mit didaktischer Exzellenz. Seine Lehrveranstaltungen zeichnen sich durch fallbasierte Praxisnähe, klare Struktur, hohe Anschaulichkeit und nicht zuletzt Humor aus – ideal, um das Verständnis für den klinischen Kontext am EKG nachhaltig zu fördern.